九九歸真

上善若水

溫嬪容醫師　著

目錄

自序

時代一塵埃 小民頭頂峰

溫嬪容

九的亮點何在？古人造字以記數，起於一，終於九。九是自然數，也是最大數。凡數之指其極者，皆可稱之為九。

《易經》：「乾玄用九，乃見天則。」《管子》：「天道以九制。」

《楚辭》：「九者，陽之數，道之綱紀也。」

《道藏．天機經》：「夫九竅者，在天為九星，在地為九州，在人為九竅。」

太陽有九大行星。

皇帝，稱為九五之尊。僅次於皇帝，稱九千歲。

唐三藏兵器，九環錫杖。豬八戒兵器，九齒釘耙。

孫悟空兵器，如意金箍棒，別名九轉鑌鐵。能七二變（7+2=9）。

唐僧西天取經，經歷九九八十一難。
道家天目，有九九八十一層法眼。
《難經》，有九九八十一難，81個問答（8+1=9）。
法輪功九字真言：「法輪大法好，真善忍好。」真念能量場即變。

九九歸真，是指將所有的一切，去掉外飾，還於本質，回歸於初始狀態的起始點，周而復始，生生不息。人之初，純潔無瑕，之所以生病，是被重重外飾的枷鎖，困頓而成，要如何返本歸真？

《道德經》第八章：「上善若水，水利萬物而不爭，處衆人之所惡，故幾於道。」水靜則無聲，水動則洶湧，水至柔至剛，有形無形，飄忽天地。守柔處下，不爭，不居功，隨遇而安。從善返本歸真。

地球母親的哭聲，震天價響，響徹雲霄，地球變成業力球。她承受著因子女無德，所帶來的水災、旱災、火災、震災、疫災的煎熬，日以繼夜，夜以繼日。

新冠肺炎疫情，自2019年，熊熊烈火，延燒到2022年，黑浪滾滾，人人推波助瀾，歷時3年多。亂了世界秩序，亂了生活腳步，亡了無辜生命。

病毒疫苗，病魔人魔，正邪較量，驚濤駭浪，重重疊疊，掀起時代的一微塵埃，落在善良小百姓，就有如一座嚴峻高聳的山峰，疊起壓在頭頂上。多少生命用鮮血，血祭時代的齒輪。蒼天無言，俯視蒼生的煎熬，閻王忙得不可開交，醫務人員忙著為閻王打工。以火救火，以水救水。

柏拉圖說：「在由騙子和傻子組成的社會，人們痛恨的，不是說謊者，而是揭穿謊言者。」誰低估了愚蠢的力量？集體無知，比邪惡的殺傷力更大。善良老百姓要何去何從？

蓋伊・福克斯（Guy. Fawkes）說：「一群騙子和一群傻子組成的社會體系，千萬不要試圖叫醒傻子，和指責騙子。否則這倆伙人，會聯手對付你。」勸君莫作獨醒人？「揀盡寒枝不肯棲，寂寞沙洲冷。」

善水為天下之至柔，游刃於天下之至堅。是不是要讓善水，淨化人心，新冠病毒才無所落腳？用善水，改善周圍能量場，走過混世惡世，敬畏天地，剝極必復，否極泰來，度過留善去惡的劫數。

病毒也是宇宙一粒塵埃，一種生物，有靈性，本來漂浮於宇宙空間中，逍遙，清淨，無所謂好壞，與眾生平等。

病毒領著天命落凡塵，平衡人間果報。一切皆由人，緣起緣滅。

病毒是否也是佛無量的化身？變成瘟神，為了成就眾生，經由懺悔，化惡念，起善念，感恩心敬畏自然，化險為夷，返本歸真，邁向如來境界。

《陰符經》：「天生天殺，道之理也。」如果老天不點頭，醫生醫術再高明，也如太極拳在如來神掌前，顯得疲軟無力。誰能打動老天的慈悲心？是性情善良，性格樸眞的人。

針灸是科技，是藝術，是道。針我兩忘，出神入化。眞醫術，在醫學之外。個案治療成功，是天時、地利、人和，因緣具足，非一己之功。不以病名定篇名，是以治病先治人，治人先治心，治心先察所處情境。跳出病外，還治於病。寫的是蒼生疾苦，黎民血淚。點閃傳統人文氣息、哲學蘊涵。

所醫之術，所言之句，皆前人智慧，承接，感恩。

本書著墨：誰的人生最後一程令人永難忘？思覺失調症和月照古人有何關係？眼睛為何無法轉動？長高問題為何如高樹多悲風？小腆子為何發飆？槍口為何要抬高一釐米？蝴蝶翅膀的威力有多大？斷指可以再生嗎？針灸可以整形嗎？死穴有多少殺傷力？……。

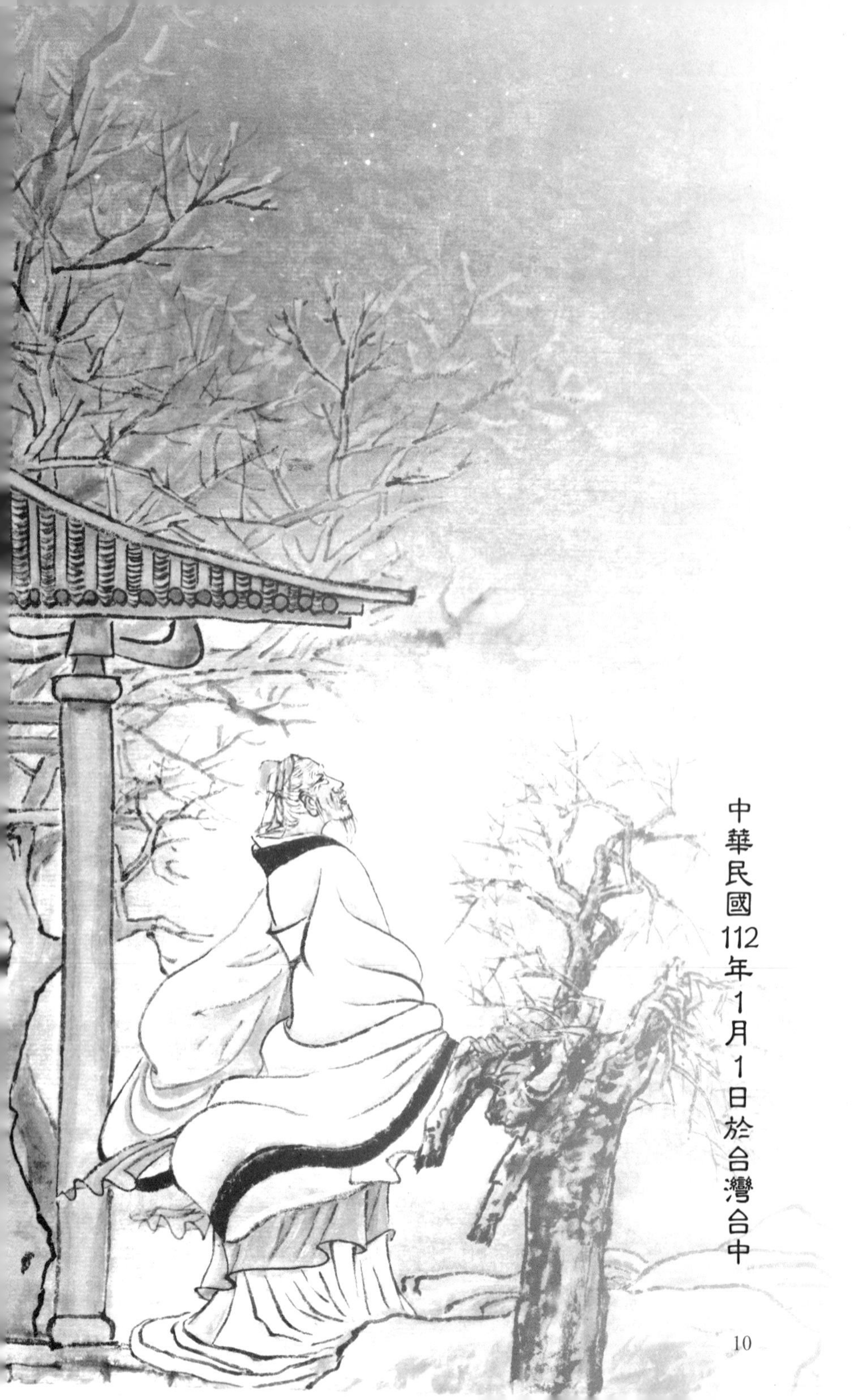

中華民國112年1月1日於台灣台中

今月同時照古人

很多時候，人所說的話，是不假思索，脫口而出；靈機一動，就做成一件事；還有翻江倒海，不請自來，揮之不去的思潮。這些思路是從哪裡來的？至今科學還無法定論。

一位29歲小伙子，瘦弱，眼睛很大，近視600度，身高165公分，體重41公斤，因體重太輕，免除兵役。從高中時期，就服精神科藥。精神暴躁，常和媽媽起衝突，服藥劑量日益加重。媽媽擔心，從南部帶兒子來看診。

小伙子說，在網路上收到的訊息，不是人傳的，就認定網路上的人影，都不是人。又說，他曾經看過一個節目，講述44年前，外星人劫持電視台信號，向人類發送警告。因此，他更認為他在網路上，所有收到的訊息，都不是人類的。

有一天，小伙子在一天之內，連續撥打同一電話號碼，超過30次以上，向對方說他要借錢。接電話的人不堪其擾，回應說要報警，他卻還繼續撥了十幾通。一周後，警察來抓小伙子，强迫去住院，治療一個月。

當小伙子敘述事情時，講話慢條斯理，言之鑿鑿，一點都不像在捕風捉影，水中撈月。言詞中沒有怨恨，情緒平穩。我問：「為什麼你要一直打電話？」小伙子回答：「我認為接電話的，不是人。」

每次小伙子來看診，所說的事情，有如腦洞被炸開。每天都在對「真相」拷問。他說世界上，沒有烏克蘭，沒有俄羅斯國家，沒有俄烏戰爭，新聞說的都是假的。

還說，沒有新冠肺炎病毒傳染，防疫單位說的都是假的。他澈底實踐佛教所說的：人類一切現象都是幻象，凡所有相皆是虛幻。

也許是小伙子找不到自己，故以極端的思考，否定周遭一切；也許是一種逃避，在否定中，解脫困境。

有一次，小伙子說他腦子裡想的事，竟然出現在同學的電腦上，同學偷了他的資訊。又說，他現在的爸媽，是殺了他以前的爸媽，才生下他的。有誰聽得懂他在說什麼？他準備公職考試幾年，到了考試日，卻不去參加考試，他說：「有精神病的人當公務員，很奇怪。」一地雞毛，雞飛狗跳，媽媽急得團團轉。

針灸處理

小伙子一點都不排斥針灸，使調整腦波有很好的切入口。小伙子躁動多，話多，易洩陽氣，調陽氣，安神，請諸神安位，針百會穴。

精神分裂症，或稱思覺失調症，嚴重時，採用孫眞人十三鬼穴：人中、少商、隱白、大陵、申脈、風府、頰車、承漿、勞宮、上星、曲池、舌下中縫（海泉）、間使、後溪穴，會陰穴不方便針，省去。按順序針或分2組輪用。

面色蒼白，瘦弱，針足三里、三陰交穴。舌苔白膩，痰濁交阻，擾亂神明，針中脘、豐隆穴。瘀，易引發精神分裂，所以抵當湯可治精神分裂症，活血，針血海、三陰交穴。一周針灸一次。

特別囑咐：每天跑步，或快走30分鐘，曬一曬清晨和傍晚的太陽。

針灸2個月，小伙子臉色轉潤，但和母親的互動，還是衝突不斷。還好，小伙子最終接納媽媽的措施，限制他所看的書和電視節目。手機就無法操控他了。

有一天，我問媽媽，兒子的名字是怎麼取的？是按族譜的排序字嗎？我每次叫小伙子的名字，都感到沉重束縛感。字義很生硬，五行相剋。字所含之意，是一種訊息，也是一種物質，有氣之質。字也有靈性。被這樣的音、義包圍，會形成相應的場，老是化不開。

媽媽說不是，是爸爸取的。既然不是排序字，不是不可改。我問媽媽，有沒有考慮過給兒子改名字？其實，媽媽早已花錢請人取過名字，多年來，兒子硬是不肯接受。

姓名，含天格，地格，人格，外格，總格等五種數字。內涵包括六親關係，五行沖合，數理吉凶，數字靈力。另外，要注意五行金木水火土的相生相剋，字義，平仄音聲。唸出來要順，要有聲韻，不要有諧音。

經過我的解說，小伙子立馬答應改名字。次周，媽媽拿來20個名字，我一一念了一遍，請母子感覺一下，唸出來的音韻。刪去相剋、不良字義名字，母子最終選定其中一個名字。

說也奇怪，自從改了名字，小伙子的怪力、暴躁、悖亂的行為、妄想，都有很大的轉變，尤其是眼神的漂浮，明顯改善，說話很有禮貌。之後，看診就不再需要媽媽陪伴，媽媽也很放心，讓兒子獨自出門坐車、看診。

2019年，台灣公共電視臺電視劇「我們與惡的距離」，開播後，受到國內外熱烈迴響，非常紅火。大量討論精神異常問題，及造成對社會、家庭、個人的影響。

有一天，小伙子問：「我有精神病嗎？精神科的藥可以減量嗎？」我試著解釋：「生命不只是長度，還有維度。」

維度粗識

※維度，又名次元。在科學、數學上，指可能的運動方向。是描述物件狀態所需參數（數學），或系統自由度（物理）。

※0維：是一個點。

※一維：是由無數個點，疊加而成為線，為長度。

※二維：2D，是由無數個線，疊加而成，為平面長度，寬度（或曲線）。

※三維：3D，是由無數個二維平面，疊加而成，為長、寬、高（立體）。

※四維：4D，為超立體，有三個空間軸，一個時間軸。需要投影。愛因斯坦稱之為，四維時間。

※三維空間：指上下（高度）、南北（緯度）、東西（經度），三對主要方向。

※牛頓、愛因斯坦都提出，宇宙可能存在多維空間。

※人類所看到的世界是三維的：上下（皆3劃）、左右（皆5劃）、前後（皆9劃）。所有的運動，都可分為上下、左右、前後。

※弦理論：所有物質，是由零維的點粒子所組成。我們所存在的宇宙，有更多更高維度的平行宇宙。

※佛家記數，最大是劫，一劫是20億年。

一大劫是一個世界經過「成住壞空」的時間，約13多億年。

另說，一大劫是268億7680萬年。

以時間推測空間，層層宇宙的空間數，超過劫所能計算。

※宇，指無限空間，上下四方。宙，指無限時間，古往今來。宇宙，指一切事物的無限空間和無限時間，是時空概念。哲學稱之為世界。古人在造字時，就洞澈了天機。

※科學家發現，人腦中的神經元網路，與宇宙星系網路，驚人的相似。

《道德經》說：「道生一，一生二，二生三，三生萬物。」道在二生三時，是不是也生出了平行宇宙？也就是說，除了我們生存所在的宇宙，還存在其他宇宙。

道家又說，人體是一個小宇宙。兩個粒子，可在不同平行時空中存在。人體是由無數個層層粒子所組成，所以，在平行宇宙中，是不是還有許多個自己，同時存在著？人體粒子，和平行宇宙空間自己的粒子，同時存在，並相通，對應著，還會產生量子糾纏。

宇宙空間是不是也有意外？當宇宙微波異常，可不可能接受到，另一個時空粒子共振傳來訊息，就產生不經深思熟慮，就脫口而出的話，或靈機一動的思維，就做成了的事？訊息太多，就產生了翻江倒海，暗潮洶湧，揮之不去的思潮。

不同維度時空，對事情的解讀會不會不同？當大腦解讀密碼，讀取錯誤，會不會產生所謂的妄想症、精神分裂症、思覺失調症？

回到小伙子面前，我說：「你的思考方式，可能來自平行宇宙中的思維模式，相對於地球這個時空，可能就會被認為是精神異常。所以，以後做什麼，想什麼，要選擇，符合現在所屬時空的思維邏輯，和行為模式。刪去會與周遭格格不入的思想和行為，漸回到平常人的常規。想要減藥量，就要看你的表現。」

自從那次深度交談，小伙子思路有了準則對照，眼神較不漂浮，臉上多了笑容，言談較正常，多了青春年少的風華。遇到壓力，不如意的事，小伙子還是會出槌，精神異常。之後，定期來針灸，精神科的西藥漸減量，還去參加公職考試，老媽樂開了花。

在平行宇宙，多維度時空中，也許有一個沒有時間的空間，古今信息可能同時存在。今月曾經照古人，今月也同時照古人。

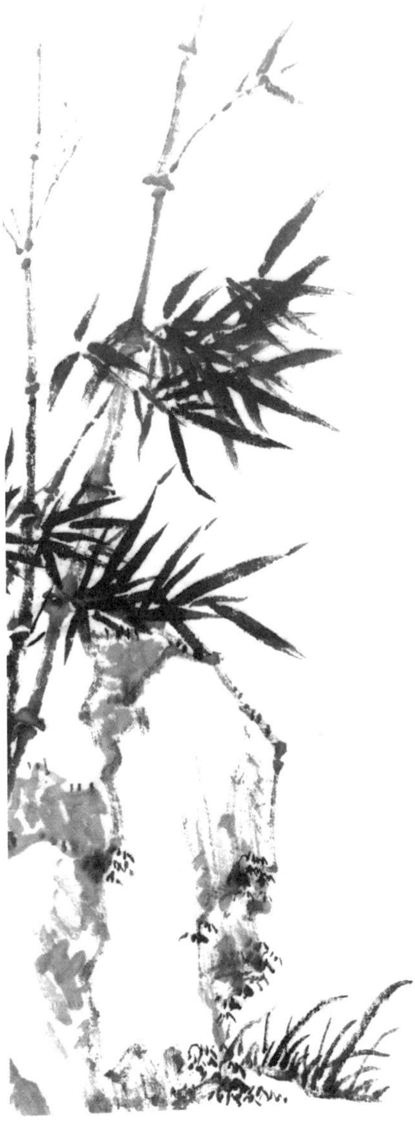

腦汁亂流

絞盡腦汁，絞的是什麼汁？腦中水份含量占75%。大腦含神經細胞，約1千億個，即1開頭，後面排了長長的11個零。大腦可儲存訊息，250萬個千兆。

信息在大腦中的傳遞速度是，每小時250英里（402公里）。成人腦部重量，約只有3磅（1.4公斤），像固態果凍狀。讓腦浮在顱骨內，恆定腦部壓力，是哪位大將擔此重任？

一位78歲阿公，咳嗽咳得厲害，吃了西藥，一個月了，還在咳。兒子擔心，帶老爸去醫院檢查，看看是否肺發炎了？排定好檢查的日子，老爸痛風正好發作，右膝痛，走路不穩。醫生見狀，認為老爸有可能是中風傾向，就直接用電腦斷層掃描，結果竟是：老爸得了水腦症。

先認識腦脊髓液

※形狀：是透明的液體，為腦的液體，腦汁。

※成份：和血液的成份很類似，含多種鹽、電解質、葡萄糖、微量蛋白質。

※出處：由腦室中的脈絡膜所分泌。成人每日生產量，約500cc。

※住處：包圍著腦和脊髓。

※任務：去除腦中新陳代謝的廢物，維持腦部壓力的穩定，保護神經系統。

※執行路逕：在各腦室與蜘蛛網膜下腔之間循環。圍繞大腦和脊髓的表面，進入大腦頂部靜脈，循行進入心臟。

什麼是水腦症

※腦內的水量增加，也就是腦室內，或蜘蛛網膜下腔的腦脊髓液，累積太多。如河水慢慢漲，腦室慢慢擴大，以致壓迫腦室周圍組織。

※常發生在60歲以上的老人。每500個嬰兒，就有1名嬰兒得水腦症。

※是神經外科最常見的問題。

腦汁為什麼會增加而爆表

※腦脊髓液製造分泌太多。
※腦脊髓液吸收太少，回收不良。
※腦脊髓液流通路徑，遇到阻塞。最常見的是，大腦導水管狹窄。
※蜘蛛網膜下腔出血。
※腦室內出血。早產兒腦室出血，有較高危險性。
※先天圍繞神經系統的組織，未完全閉合（脊柱裂）。
※先天神經管缺損。
※先天腦畸型。腦部膨出。
※孕期子宮內感染，會增加水腦危險。
※腦部感染、外傷，或長腫瘤。

※很多水腦症患者，找不到致病的原因。

水腦症的症狀

※認知、記憶力減退，思考遲緩，智能障礙，人變得冷漠退縮。類似阿茲海默症症狀。

※起步困難，好像卡住了，關節突然卡頓了，步態不穩，小碎步，步距小。類似帕金森氏症，最後只能坐輪椅。

※膀胱自主性控制失靈，一有尿意，就來不及上廁所，頻尿，甚至尿失禁。

※頭痛，大便失禁。

※複視，視神經萎縮，失明。

※性格改變，平衡感喪失。

※幼兒水腦症，累積超載的腦脊髓液，壓迫腦部，引起腦部傷害、退化，甚至死亡。

※幼兒水腦症，頭部周圍快速變大，腦壓增高，嘔吐，不安，困倦，躁動，生長發育遲緩。

※嬰兒水腦症，前囟門膨脹，眼睛固定向下看。

無腦人

※1980年，英國謝菲爾德大學，一位數學系高材生，智商高達126。神經學教授約翰·勞伯，用電腦斷層掃描他的腦部，赫然發現他是無腦人。大腦皮層厚度，一般人4.5毫米，而他只有1毫米，腦裡充滿了腦脊髓液。

※2007年，英國權威雜誌《柳葉刀》（Lancet），刊登一個病例，44歲男性公務員，因左腿無力，用電腦斷層掃描檢查，赫然發現他是無腦人。他的大腦只有正常人的10%，腦裡充滿了腦脊髓液。智商75。已結婚，生子，生活正常。

水腦的治療

※採分流手術：此法治標，不能治癒水腦症。

※第三腦室造口術：即在第三腦室，打個小洞。使腦脊髓液流向大腦底部，被吸收，促使腦脊髓流動的循環正常。

分流手術

※目的：排出多餘的腦脊髓液。

※分流器：含一根易彎曲有彈性的矽膠管，一個閥門。

※將細管植入腦室，一路通到腹腔或胸腔、肋膜腔、心房。

※當細管內壓力累積到一定程度，分流器的閥門打開，釋放排出腦脊髓液。

※被排出的腦脊髓液，會被吸收到腸子，循管路，再送到血液循環。

分流手術後遺症併發症

※引流系統發生故障、阻塞。

※引流管路產生排斥，細菌感染，引發出血。
※引流管路功能不佳，以致腦脊髓液引流太多，或太少。
※腦脊髓液引流太多，造成腦室萎縮，硬膜下出血。
※腦脊髓液引流太少，造成水腦症復發。
※水腦症病程太久，手術效果大打折扣。

兒子不敢讓老爸腦袋開刀，想試試中醫。阿公來診時，拄著拐杖，步伐不穩，但不肯給兒子攙扶。見狀，我起身扶他坐上診椅。阿公原本喜歡到處玩玩逛逛，現在這個樣子，哪兒也去不得，滿臉不高興，怒目圓睜，看誰都不順眼，氣得滿面通紅，但是又何奈！惡魔找上他玩遊戲。

針灸處理

阿公從未針灸過，萬般無奈的接受針灸。先安神，針神庭穴對刺，阿公心情煩躁時，加針印堂穴。老人家先補陽氣，針百會穴。滿面通紅，為陽明經熱，降火，針合谷穴。滿面通紅，亦為肝陽上亢，動不動就生氣，針太衝穴。

針完，等了一下，看看阿公的反應。

阿公臉部的火紅，漸緩解。雖然我下針手法已很輕了，但每針一針，阿公就要罵一次：「你不會輕一點嗎？很痛啦！」我輕聲問阿公：「你還好嗎？」阿公很氣的說：「好什麼好！」儘管我一直說：「惜惜哦！」哄著阿公，阿公仍然氣得很，眼珠子差點跳出來打人。之後，針灸時就開罵！

水腦症的引流，先找與水液代謝有關的肺經、脾經、肝經、腎經，針列缺、陰陵泉、三陰交、太谿穴。第一次針灸，先佈局，讓老人家適應一下針灸。之後，預防智能障礙，針四神聰穴。視覺與平衡問題，針百會透向前頂穴、頭皮針的枕上旁線、枕上中線。

排尿問題，針百會透向前頂穴、頭皮針生殖區，約頭維穴透向太陽穴方向，氣海、關元、陰陵泉穴。步行不利，針巔頂會陰足踝區，三針排刺、陽陵泉、足三里、合谷、太衝穴。之後，隨證加減，隨阿公的精神、心情，加減針數和刺激量，穴位輪用。一周針2次。

剛開始問話，對話，阿公反應有點慢半拍，有時凌亂，但是阿公罵人的時候，語速卻很快。阿公自從行動不便，要做什麼，就要請家人幫忙。有一天，阿公竟然自己打電話，宅配買檳榔，家人又氣又好笑，又有點高興，阿公的腦筋還會急轉彎。

阿公2天吃1包檳榔，家人尤其是阿婆，叫他戒掉檳榔，始終都不奏效。我對阿公說：「阿公，你一天少吃一顆檳榔，好不好？可以少針幾支針哦！」沒想到阿公竟爽快的說：「不吃檳榔喔！也沒關係。」兒子在旁聽了哈哈笑！

針第3次，阿公走路較平穩些。阿公真的沒吃檳榔了。針第6次，阿公沒有用拐杖走路，步距稍大。但，我請他一定要拿著拐杖走路，較安全。其他症狀需要長期抗戰，真是叫人絞盡腦汁，傷腦筋的病啊！

之後，阿公因為怕針，常使性子，得病後個性暴躁，很難溝通，每次針灸就是一場辛苦的拉鋸戰，針13次後，就沒來針灸了。

有一個故事，有人問佛祖：「您神通廣大又慈悲，為什麼世上還有那麼多悲苦人，無法救度？」佛祖答說：「我雖有最大的神通，但有四件事做不到：

一、因果，因果不可改，自因自果，責無旁貸。

二、智慧，智慧不可賜，自行磨練，自求解脫。

三、妙法，妙法不可說，宇宙真相，無法用言語表述，自心實證。

四、緣份，無緣不可度，佛門雖廣，難度無緣人。」

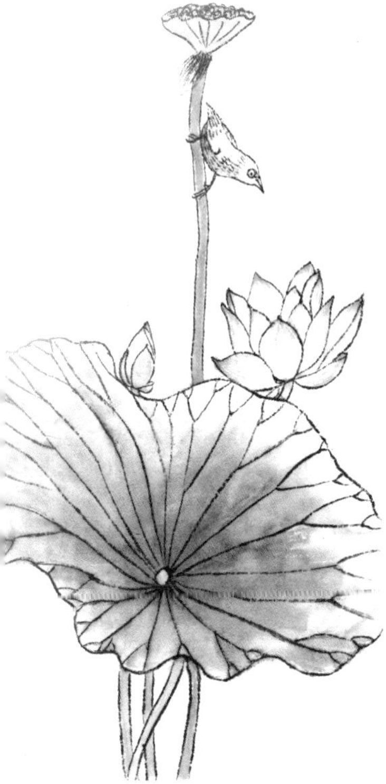

把槍口抬高一釐米

法律之外，還有什麼？良知之外，還有什麼？

1898年11月9日，柏林圍牆倒塌。1990年，兩德統一。

柏林牆下，發生了很多悲慘事故。東德青年格夫洛伊，因翻越柏林圍牆被射殺。他的家人，向法院起訴，開槍士兵亥里奇。士兵的律師辯護：「作為守牆士兵，是在執行命令。作為軍人，執行命令是天職。如果有罪，罪也不在士兵。」

法官賽德爾，表情嚴峻，義正嚴詞，說：「作為軍人，發現有人翻牆越境，不執行上級命令開槍，有罪。但你可以打不準，打不準，無罪。作為心智健全的人，在舉槍瞄準自己同胞時，有把槍口抬高一釐米的權利，這是你應該主動承擔的良心義務。

這個世界上，法律之外，還有良知。當法律和良知發生衝突時，良知才是最高的行為準則，因為『尊重生命』是放諸四海皆準的原則。」

當時，旁聽席上，許多人眼角閃著淚光，有人相擁而泣。士兵玄里奇也淚流滿面，向被槍殺的格夫洛伊家人說：「對不起！我錯了。」

士兵因蓄意射殺罪，被判三年半徒刑，且不予假釋。

※　※　※

一位9歲男孩，由爸爸帶入診間，說兒子有幻聽幻覺現象。不久，媽媽停好車，進來就和孩子爸吵架，很大聲，很激動！為避免傷害孩子，我先幫兒子針百會穴安神，請他到針灸房，脫離暴風圈。

我請媽媽降低聲調，有事慢慢講，大家都是為了孩子好。大人吵架，會傷害孩子的心理，造成陰影。到底爸媽為什麼而吵？

原來爸爸看完診，想帶兒子去收驚，未先和媽媽商量。媽媽極力反對，轟炸，有如機關槍掃射，勢如破竹，不依不饒。爸爸慌張，無力反擊。

看情勢，不妙，我請爸爸到候診室，我要和媽媽溝通。等爸爸走後，我說：

「媽媽，請把槍口抬高一釐米，就事論事，無論妳的想法多高明，無論事情多嚴重，永遠不要人身攻擊，永遠不要在孩子面前，扯傷他爹的面子，又傷夫妻感情，還傷孩子歸屬感、安全感，並擾亂孩子思緒，使事情更加棘手，能解決孩子問題最重要。」媽媽聽了，終於放下武器。

針灸處理

在針灸房，男孩正在看漫畫書，看得津津有味，對爸媽爭吵沒有任何反應，面無表情，也許是習以為常。鎮定安神，補陽氣，去陰氣，針百會穴，2針對刺。思緒紊亂，有部分是腸道菌群紊亂，促腸腦軸循環，針合谷、三陰交、足三里穴。

幻聽幻覺，心腎不交，心氣不足，用頭皮針法，針胸腔區，約眉衝穴透向眉頭。生殖區，約頭維穴透向髮際。安魂魄，針印堂、神庭穴。加强衛外之氣，以防陰物來附，針風池、曲池、合谷、足三里穴。一周針灸一次，另服科學中藥。

還好，男孩不怕針灸。第2次針灸，男孩的眼神較不渙散。眼睛是靈魂之窗，是人身的日月，是生命力的表徵，是陽氣與陰氣的指徵，只要眼神有回神，就有希望。

爸爸說，兒子從不正眼看人，喜歡上網，查看有關靈異的資訊。在學校上課，無法專心，有學習障礙，智能障礙，考試都考零分，不和同學來往，有自閉症。

爸爸只好帶兒子去做檢測。檢查結果是弱智，還領了身心障礙手冊，並把兒子轉到特殊學校就讀。

我一聽，心涼了半截，說：「爸爸，請把槍口抬高一釐米，不要只看兒子的成績，就判死孩子的智能，造成一輩子的傷害。我看兒子很聰明，生活起居都正常，會自己上網，很愛看漫畫書，怎麼會是弱智？

兒子只是活在自己世界，不想與人溝通。世界名人：愛因斯坦、莫札特、牛頓、林肯等，他們小時候也有自閉症情形，不要太早把孩子定死。」

自閉症，被認為是一種神經發育障礙，理論上不能治癒。患者不聾，卻對周圍聲音動靜，聽而不聞，只專注在自己的世界。不盲，卻對周遭人事物，視而不見，只專注在自己有趣的事件。不啞，卻對事情的表達有困難，或獨具一格，或別人無法理解，聽不懂。

民國109年，全台灣身心障礙總人數119萬7939人。較108年，占總人口數的比例，增加5%。110年9月底，我國領有身心障礙手冊，120.1萬人。每年都有上漲的趨勢。依衛福部統計，2021年，自閉症人數比例，1：44，即44名兒童，即有1人被確診為自閉症。

我請爸爸欣賞一部印度片，「地球上的星星」，或翻譯為「心中的星星」，講述一位8歲男孩，伊桑，患自閉症，有閱讀障礙，學習障礙，成績常拿鴨蛋，家長和老師都認為他很笨。伊桑自卑孤獨，每天沉浸在自己的世界，天馬行空。最後美術老師用心良苦，用畫畫將男孩從自閉症的困境中掙脫出來。

患自閉症的小孩，被稱為「星星的小孩」，在黑暗夜空中的小星星。其實星星小孩的父母，也需要被救贖。每一個人都是地球上的一顆星星，閃爍著獨自獨特的光芒。

第3次針灸，爸爸還在停車，男孩自己掛號，我喚男孩名字時，他自己走進來，正眼和我對話，我關心的問：「你的幻聽幻覺，有沒有好一點？」男孩笑著回答，說：「有好一點。」我又問：「要不要等爸爸進來時再看診？」他爽快應答：「好。」就走出診間，男孩這些應對，都很正常，怎麼會是弱智？

男孩平常花很多時間抄寫佛經，唸佛經，說是要迴向給冤親債主，我好奇的問：「為什麼要迴向給冤親債主？你才9歲，哪來的冤親債主？」男孩笑了笑，沒回答。

原來，那是男孩在網路上得的資訊，只要有助於他擺脫幻聽幻覺的方法，他都很認真去試，還接受某網站的諮商、指點。有時吵著爸爸帶他去收驚。幻聽令男孩很煩，快抓狂，這叫自閉症嗎？

我請男孩少上網，減少看手機時間，會上癮。多接觸大自然，多曬太陽，多運動，補足自己陽氣，就是特效藥。衛外陽氣足，人體較不會被微觀物質穿越，陰物較不會靠近，就可減少幻聽幻覺。

之後，來門診時，男孩有說有笑，對答如流，就是無法面對課業的難題。一段時間後，喜歡上學，喜歡和同學聊天，卻是常聊鬼故事。三個月後，男孩很少出現幻聽幻覺現象，成為地球上一顆頑皮的星星。

法律之外，還有良知；良知之外，還有尊重生命。請把槍口抬高一釐米。

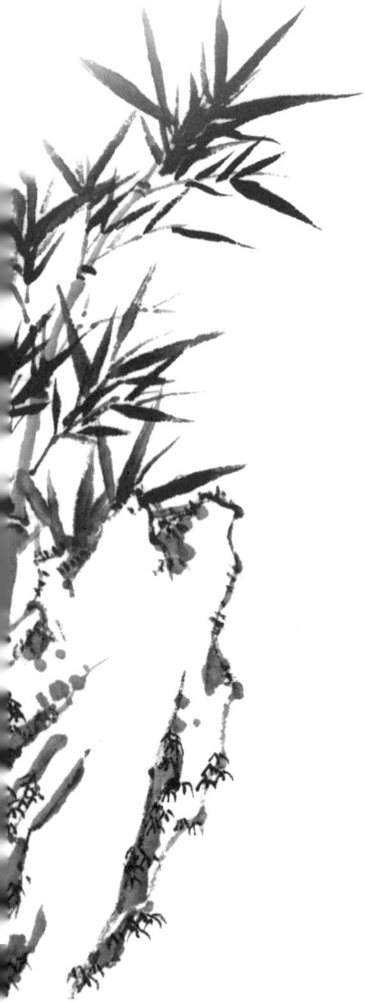

深宮美人百不知

當子女患有腦病，父母的一念，會影響子女的一生。一位10歲女孩，青春活潑，長得甜美，上有哥哥，家庭非常富裕，是父母的掌上明珠，更是家裡的小公主。小公主每天光鮮亮麗，幸福快樂過日子。

有一天，上帝不小心打破了魔鏡，小公主突然發生癲癇，從此以後，就開始吃癲癇的西藥。為了安全，小公主的活動範圍，只限於豪宅的深宮內，很少外出，全天候有人隨侍在側，以防癲癇發作時受到傷害。

有一次，小公主癲癇發作的時間，由1分鐘加長到3分鐘，全身抽搐程度也隨之加重。父母很擔心，於是，醫生加重了藥量。慢慢的，小公主癲癇發作的次數減少很多。

小公主服藥10多年了，玲瓏的身材一直走樣，變成肥臀肥腿的。聰明伶俐的腦筋，越來越不運轉，智力回退，像長不大的孩子。體重83公斤，動作也越來越遲鈍，走路像大象步伐。月經不是遲遲不來，就是經量少，常是咖啡色。父母只好把小公主送去特殊教育學校。

父母都有脂肪肝，來針灸時，順便把女兒帶來針灸。不論我怎麼針，小公主都沒什麼反應，不會叫痛，也不會拒絕，面無表情，問話也不答，很少講話。外人見了，甚感淒涼！小公主的青春被西藥鎖在腦裡，一點都不覺得自己，有與衆不同的悲慽。

有一天，我問媽媽：「要不要考慮給寶貝女兒吃中藥？中西醫藥的運轉機制不一樣，不衝突，且有加乘效果，中藥比較能減少藥的副作用。不然，妳們二老都去見上帝時，女兒會成為哥哥的負擔，影響兒子的家庭或婚姻。」

「經過一段時間調理，針灸加吃藥，女兒有可能可以自理生活，將來也有可能會遇到良人照顧她。」媽媽聽了，決定開始給女兒吃中藥，還好，小公主不排斥中藥味。

小公主斷斷續續看診10幾年，38歲時停經，生活可以自理，會表達情緒，會主動交談，動作不再蹣跚，也沒那麼胖了，體重68公斤，還會幫忙做點家事。

※　※　※

一位5歲的女孩，天真活潑可愛，貌美如花綻開，楚楚可人，像個小美人。大大的眼睛，好奇的張望著，這個充滿新奇的花花世界。在艷陽高照下，小美人燦爛的笑容，編織一幅幅童年的絢爛。

有一天，上帝不小心打翻的畫盤，彩色的畫變了形，變了色。小美人無來由的就癲癇發作，沒有家族史，為什麼小美人會發生癲癇？連醫生也無法回答。可憐的小美人，這麼小，5歲就開始吃癲癇藥。

為了安全，小美人只能在深宮內院裡玩耍，深居簡出。隨著時光流逝，小美人燦爛的笑容，換來呆滯的面具臉，美麗的俏身材，變成痴肥。

有一天，小美人竟在一天之內癲癇發作2次，父母很擔心。醫生建議做腦部手術，說是可以減少發作頻率。只要對女兒健康有幫助，雖然只是小康家庭，醫藥費不少，父母也毫不考慮的接受醫生的建議，就給10歲的女兒動腦部手術。

手術後，小美人的癲癇，並沒有像醫生說的那樣，可以減少發作，反而小發作比手術前更頻繁。更悲痛的是，小美人的智力漸漸回退，一年後，小美人的智力只有3歲的程度，情緒波動很大，時不時就暴怒，哭喊，而且走路越來越不穩，常跌倒，真是雪上加霜啊！

醫生說他已盡力了，手術的後遺症，誰都不敢保證，無奈啊！

針灸處理

小美人來針灸時，已18歲。癲癇，採頭皮針法，針百會穴對刺、風池穴、額中穴對刺，約神庭穴透向印堂、囟三針，即囟會穴透向前頂穴，三針排刺、顳前帶，約頷厭透向懸釐穴，輪用。智力，針四神聰穴。

月經遲來時，或不順，或經量大，都針生殖區，約額角向上，平行於前後正中線2公分長的直線，約頭維穴透向髮際。情緒不穩，針神庭穴對刺。特別煩躁時，加針印堂穴。常流口水，針地倉透向頰車穴，或下關穴。一週針灸1次。因為小美人坐不住，所以針不到體針。

針灸一個月後，小美人開始有笑容，每次針灸時，都在看漫畫書，非常愛看書，如飢似渴的，好像要把之前錯過的，使勁的回補。智力也隨著針灸次數的增加，慢慢開展，看到會讀的字，還會讀出聲來，癲癇發作的頻率減少了，女孩青春活力增加了。

有一次，媽媽牽著小女兒在櫃檯掛號，小美人竟對掛號小姐說：「妳今天穿得狠美哦！」我們都驚喜的嚇一跳！

有一天，媽媽說她要外出工作，想把女兒送去教養院，周六才接女兒回家，並說下周針灸要請假。我隨口問：「要帶女兒去實地看環境嗎？」聽了媽媽的回答，我熱血沸騰，幾乎坐不住。

媽媽說，擔心女兒去教養院，會被人强姦或强暴而懷孕，所以和婦產科醫生已約好，下周去醫院，把女兒的子宮切除，一勞永逸。

我很嚴肅，幾近嚴苛的口吻，問：「媽媽，妳有什麼權利把女兒的幸福閹割？妳竟只是怕女兒被强暴，怕女兒懷孕，而作出傷害女兒事，而且是永遠無法彌補的傷害。子宮不像牙齒，拔掉了，還可以裝假牙。」媽媽理所當然的想法，卻被我責問，滿臉錯愕，不知所措。

要怎樣拯救懸崖上的小美人？我再接再厲：「現在的教養機構，也會注意孩子的安全，妳可以特別叮嚀工作人員，幫忙注意女兒的子宮安全。女兒今年18歲，正是青春期，身體內臟多尚未發育完成，癲癇的治療，還有很大的空間。」

「以目前女兒一直在進步的情況來看，她有可能恢復智力，未來也有可能生活自理，女兒長得那麼漂亮，更有可能遇到生命裡的眞命天子，結婚，生小孩。有一天，女兒智力回復了，卻發現是媽媽主意，把她的子宮切掉，女兒會承受多大的衝擊，痛苦一輩子，她會不會恨妳？」

「現階段拿掉子宮，會影響青春期、卵巢的成長、荷爾蒙的分泌。女兒到了更年期，由腦下垂體到子宮的生理軸，要做生理的回饋。到時，下端子宮不見了，無法回饋，會增加更年期的障礙，女兒會長時間受苦於更年期症候群。」

「子宮不只是用來生小孩，它還是個內分泌器官、免疫器官，它的地理位置是個支柱，可防臟器下垂，維持骨盆腔的穩定，避免臟器輕易受到感染。」霹靂啪啦，一連串炮轟，我心裡實在很急。媽媽聽了滿臉苦楚，好像小學生被老師責罵。

我不斷為這對母女祈禱，希望不要發生悲慘的事。次周，媽媽還是帶女兒來針灸，我才放下心上的石頭，好險啊！媽媽扭曲的一念，會毀了女兒的一生幸福！

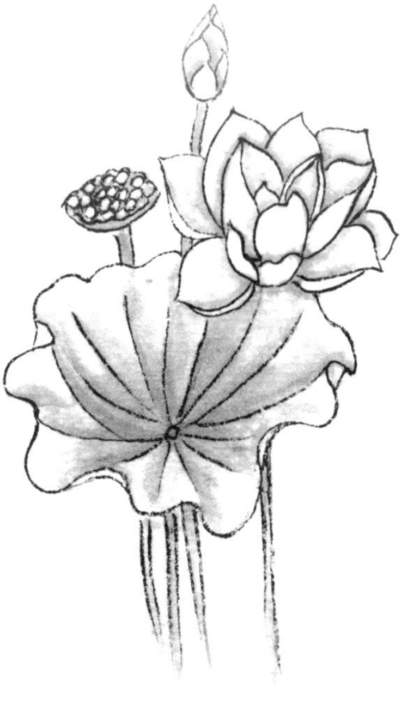

烏鵲南飛 何枝可依

東漢曹操創作《短歌行》，一首樂府詩：「對酒當歌，人生幾何？譬如朝露，去日苦多。慨當以慷，憂思難忘，何以解憂？唯有杜康（酒）。……月明星稀，烏鵲南飛。繞樹三匝，何枝可依？……」

人生苦短，不在愁中，即在病中。更甚的是，在愁中，也在病中，有如烏鵲，繞樹飛了好多圈，還找不到可棲身之處。

一位76歲老媽，由女兒帶來，臉色暗沉，眼神淡漠，步伐無勁。一切由女兒代敘病情，老媽患有高血壓，糖尿病，失眠，都服西藥中。眼睛乾澀、模糊、又畏光。膝蓋無力，食慾差，腹常脹……說了一大串，都不是重點。那老媽來看什麼病？

重點是老媽會頭暈，來看頭暈就好，女兒特別加重語氣強調「暈」。不是很暈，動不動就暈，吃完飯暈，喝完水也暈，越到下午越暈，已暈了兩年多，已看過220位醫生，所有中西名醫都看過了，都治不好。

哇！真驚人！求診超過200位醫生，算一下，一年約52～53周，2年就算106周，一周看一位醫生，也只有106位。220位醫生，是怎麼看的？扣除周六周日，國定假日，大約兩天左右，就看一位醫生，如秋風掃醫葉，落滿地！

老媽是不是想要女兒多陪陪她？還是老媽害怕死亡？女兒好辛苦啊！

這麼多醫生是怎麼定病名的？有的說是巴金森氏症，有的說是自律神經失調……不論怎麼說，都治療無效。老媽給醫生的時間，只有兩天定療效。沒差，馬上換人。那麼頻繁的看診，不論哪個醫生都沒辦法處理，有些病是要階段性用藥的。一般醫生開藥7天，老媽只吃2天，那她家是不是很多剩藥？

老媽頻繁出門看醫生，不厭其煩，體力很消耗，逛醫院啊！不累嗎？光是看病的態度，就已超過生理病態，是心理病態。是老年精神官能症嗎？其實，你在看病，病也在看你。

針灸處理

老媽動不動就暈，指揮中樞失調，陽氣下陷，針百會穴。吃飯後就暈，是心力不足，兼治腹脹，針內關穴。老年氣血虛，中氣下陷，易暈，針三陰交、足三里穴。越到下午越暈，因年老精虧，陰虛，下盤空虛，補腎上濟腦髓，針氣海、關元穴。

暈大多與風有關，針風池、曲池穴。致病原因，都築基好了。頭暈，針頭皮針，頂中線，約前頂透百會穴、暈聽區，耳尖直上1.5公分，向前後各引2公分的水平線、風池、曲池穴。

年老因虛致瘀，血管較無彈性，頸動脈可能有某種程度硬化，而影響氣血上注於腦而暈，先點刺大椎穴，針風池、血海、三陰交穴。胃中、耳中細胞內有水氣，易暈，針三陰交穴。

老媽抑鬱寡歡，抑制了交感神經興奮，針神庭、印堂、太陽穴，皆由上往下透刺，能鎮靜，也有止暈效果。四肢無力，針合谷、太衝穴。

我教老媽，心裡不舒服時，按合谷穴，深呼吸。頭暈，按曲池穴。心氣不足，十指用力撐開9秒，用力握拳9秒，連做5次。一般頭暈，處理氣、血、水的問題，調節肝、腎、三焦、腸胃系統，形、氣、神同調，都能得到一定程度的緩解。

針灸完，老媽臉色紅潤，走路較輕鬆。可是，當我問老媽：「妳的頭暈，有好一點嗎？」老媽卻搖頭，說沒有。

第2天，老媽又來針灸，針完，老媽臉色明顯改善，步伐又更輕鬆了。而她卻說頭暈沒改善。所以2天時間，不滿意，走人。之後，就沒再見到老媽，應該又去找其他醫生了，我也成為老媽甩掉的醫生陣列之一，第221個醫生。老媽可以寫一本醫遊記了。

人生去日苦多，何以解憂？唯有前行。但願老媽烏鵲南飛，擇得心木而棲。

魂搖亂腳步

佛教歷史上，有個小故事：印宗法師在講《涅槃經》時，台下有兩位僧人，在議論：旗子為何在動？一僧說是風動，另一僧說是旗在動。到底是誰在動？此時，慧能上前，金口一開：「不是風動，也不是旗動，是仁者你的心在動。」語出驚四座，成為傳千古的公案。如果心不動了，也無風動，也無旗動。

一位46歲婦人，家庭主婦，喜作園藝，皮膚黝黑，身體强健。有一天，婦人告訴先生，她身體好像在搖，走路不平衡，還有一點暈暈的。先生聽了很擔心，怕老婆中風了，趕緊帶她去看醫生。經過檢查，一切正常，沒有任何可疑點。這是怎麼一回事？

親朋好友都覺得奇怪，雖然婦人一直覺得自己身在搖，走路不平衡，可是外觀上，都看不出她走路有什麼不對勁，也走得很好啊！很正常啊！

婦人吃了很多的藥，症狀一點都沒改善，愁眉苦臉，沒人瞭解她所說的狀況，和內心的苦楚，最後醫生轉介身心科去治療。吃了身心科的精神用藥，已6年了，身體不平衡的感覺依舊在。吃了憂鬱症的藥，反而失眠，腰常酸，小便頻，常咳嗽，這到底是什麼問題？

引起走路不平衡常見病因

※中風，眩暈症。

※老化視力差，記憶力衰退。

※巴金森氏症，甲狀腺機能低下症。

※失智症，癡呆症。

※糖尿病引發周邊神經病變。

※小腦功能失調，小腦萎縮。

※退化性關節炎，頸椎病。
※重聽，耳石掉落，耳內半規管功能不良。
※憂鬱症。
※喝酒過量，酗酒引起維他命B1缺乏症。
※後顱窩腫瘤，小腦腫瘤。

婦人來診時，滿面愁容、滿臉落寞。婦人始終無法瞭解，她只感覺身在搖，走路不平衡，為什麼叫她吃抗憂鬱症的藥？而且還沒效。小毛病，大折磨，手腳俐落的她，現在什麼也做不了。婦人44歲就停經了，她認為是因為服精神抑鬱的藥所致，無奈啊！要向誰傾訴淒涼？

針灸處理

到底是腦在搖？身在搖？還是心在搖？這種無厘頭的病，要從哪裡下手？先安神，針百會透前頂穴。鎮靜神經，通督脈，針太陽、神庭、印堂穴，皆由上注下透針，亦治抑鬱症。

小腦損害，會引起平衡障礙，但檢查又正常，有可能器質性正常，氣化性、功能性有點失常，針頭皮針平衡區，沿枕外粗隆上緣的水平線，旁開前後正中線3.5公分，約玉枕穴透向天柱穴。

不平衡感，針頭皮針暈聽區，耳尖直上1.5公分，橫刺。開四肢關節，助走路平衡感，針合谷、陽陵泉、足三里、太衝穴。腰痠，頻尿，針氣海、關元穴。一周針一次，另服安神水煎劑。

第2次針灸，婦人首次感到地心引力有在拉著她，不怕走路會跌倒，卻還是很擔憂病情會不會好，想起之前所經歷的治療經驗，她不由得眉頭緊皺。

為了緩解婦人的憂慮，我笑著說：「妳知道英國的默片喜劇演員卓別林嗎？他不出聲，就能笑倒一堆人。有一天，卓別林說了一個笑話，說完，引起全場哄堂大笑。他重覆將笑話，說第2遍，結果只有幾個人在笑。卓別林繼續將同一個笑話，說第3遍，結果沒有一個人笑。」婦人聽了，輕輕一笑，一笑解千愁。

停了一下，我結論：「卓別林說，如果你不能為同一個笑話開懷大笑，那你為何為同一個傷心事，一次又一次哭泣呢？又你為何為同一件事情，一次又一次生氣呢？」說完，我請婦人樂觀一點，不要一直為身搖所困，她若有所悟的，笑了笑。

第3次針灸，婦人走路已不會不平衡了，感到自己終於成為正常人了，喜悅寫在眉梢上笑。第4次鞏固療效，婦人說每次看診，先生都要請假載她來，既然已痊癒，就結束治療。

6年的搖搖病，就這樣解決了，來如風雨，去似微塵。

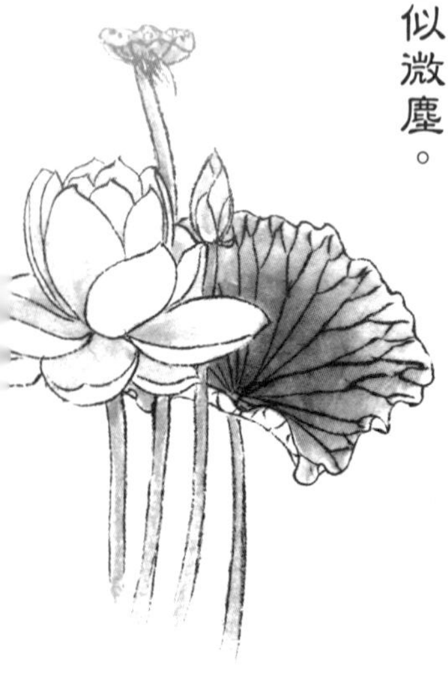

深夜的腳步聲

自從電燈發明後，夜下，人們都在做什麼？當夜幕低垂時，昔日：夜靜更闌，夜深人靜。現代：夜夜笙歌，遙夜沉沉，秉燭夜遊，夜長夢短，夜長夢多，熬更守夜，長夜漫漫，一夜十起……。

一位24歲女孩，住在中部小鎮，到台中租屋，在補習班補習，準備參加國家考試，謀取公職。女孩聰明伶俐，讀書很用功，卻也用功過頭了，所以肩頸痠痛，腰痠背痛，眼睛疲勞乾澀。距離考試，還有半年多的時間，快撐不下去了，媽媽要她做針灸調理。

女孩長得嬌小，瘦乾巴，腰細如柳，卻眼睛大大的，嘴巴大大的，說話聲尖銳又快，眼神溜來溜去，而且常怒目圓睜，這麼煩躁，要怎麼靜下心來讀書？女孩月經來時痛得要命，食慾差，體力差，這要怎麼維持戰鬥力？

針灸處理

助女孩一臂之力，醒腦開竅，增强腦力，針百會、四神聰穴。情緒煩躁，針合谷、太衝穴。脖子痠緊，針風池、曲池穴。腰痠，針中渚穴。背痛，針攢竹穴，點刺大椎、天宗、肩貞穴。

看女孩嬌弱，瘦瘦的，卻很能針，一點都不怕針，就放心的繼續針。補氣血，針足三里、三陰交穴。調腸胃機能，針中脘、足三里穴。增强體力，針百會、關元穴。調月經，針血海、三陰交穴。視力，針睛明、承泣、太陽穴。

女孩每次來針灸，都是嘴嘟嘟的，不知心恨誰？。有一次，我問她：「妳好嗎？有心事嗎？」女孩回答：「晚上都睡不好。」我說：「是不是考試壓力太大了？」女孩猛搖頭，突然，很激動，很氣憤的說出原委。

當初，女孩要租房子時，那是一層3個套房的房間，女孩詢問房東，能否保證，其他房客的生活習慣，是良好的。當時房東滿口說：「沒問題，沒有打牌、喝酒、唱歌、跳舞的不良習慣。」

女孩歡喜的搬進去住，套房設備算齊全，也很舒適，而且白天很安靜，女孩就很滿意的住下來。

白天晚上，天幕黑白一換，就有天壤之別，生活的情境，就有很大的變化。一到深夜11～12點，住處就會出現，很沉重的，很大聲的腳步聲。接著摔門聲，過一會兒，就是男女的說話聲，聲聲刺耳，把剛要入睡的女孩，吵到不能睡，一直要到凌晨2點左右，才得以安寧。

女孩原來以為，這只是偶爾的狀況，沒想到夜夜腳步聲，夜夜折磨。於是，女孩找房東去理論，房東表情無可奈何！女孩請房東去糾正他們，那些令人厭惡的腳步聲、摔門聲、說話聲。房東還是一副無可奈何的表示，這種事很難溝通，也不便打擾的推託之詞，女孩憤然退租。

我稍微瞭解一下狀況，等了一下，說：「還有17天，就要退租了，幹嘛還那麼生氣？」女孩覺得房東沒信用，鄰居很可惡，一想到他們，就怒不可遏，每天都在受折磨，睡不好，書也讀不好。

看著女孩生氣的樣子，氣到眼睛都暴血絲，瞪如銅鈴，我揉按她的合谷穴，然後說：「妳要不要換個角度？來看這個事情，妳知道妳自己多幸福嗎？」女孩聽了，眼神很不服氣，好像是在說：「都這麼倒霉了，還說我幸福？」

我接著說：「妳家裡提供資金給妳，好讓妳全心全意讀書，妳看妳隔壁住的那個女孩，一邊打工，一邊讀書，到很晚才能回家休息。那個從鄉下來的單親爸爸，是多麼偉大而辛苦，在餐廳作廚師，現在疫情那麼嚴重，餐廳生意一落千丈。」

停了一下，我又說：「那是生活艱苦的，沉重的腳步聲。摔門的那天，可能是那天爸爸被老闆罵了，或者是生意太差了，工資只領到一點點。生活就是雞毛加蒜皮。」

停一會兒，給女孩思考，緩解情緒，我繼續說：「父女離鄉背井來到城市，出外討生活，困苦，煎熬。回到住處，爸爸去看望，住在隔壁的女兒，給予關心，鼓勵。因為是深夜，所以說話聲就顯得很大聲。同樣的聲音，如果是在白天，妳一定聽不到父女的說話聲。」

「說不定，爸爸回到房間，默默的流淚，摀著嘴，淚往肚裡吞，飲泣吞聲。真正的悲傷，是無聲無息的。欣賞一下，那顧家的男人，他是真正的男人！妳要體諒，那對父女的悲苦。做人要像茶壺一樣，屁股都燒紅了，還有心情，吹口哨。」

聽到此，女孩的眼神終於緩解下來，看起來可愛多了。我接著說：「考試固然智力和努力都很重要，但是要成功，還要有壓軸的『德』，才能換來的。有了『德』，才能將智力和努力，變成功力。善良，會改變自己的場，善的正能量，也會提升妳的功力和機運。」

此時，女孩完全靜下來，那聰明的眼睛，閃爍著淚光，她的善良被喚醒。善念起，身體周圍的粒子跟著起舞，女孩似乎回到了原本的純真。

人總忙著長大，卻弄丟了純真。

下次來診，女孩一反往常的焦躁，完全變了樣。說話溫柔，眼神柔和，我問：「妳有沒有好睡一點？」女孩面帶笑容，回答：「很奇怪！上次聽了醫生一席話，

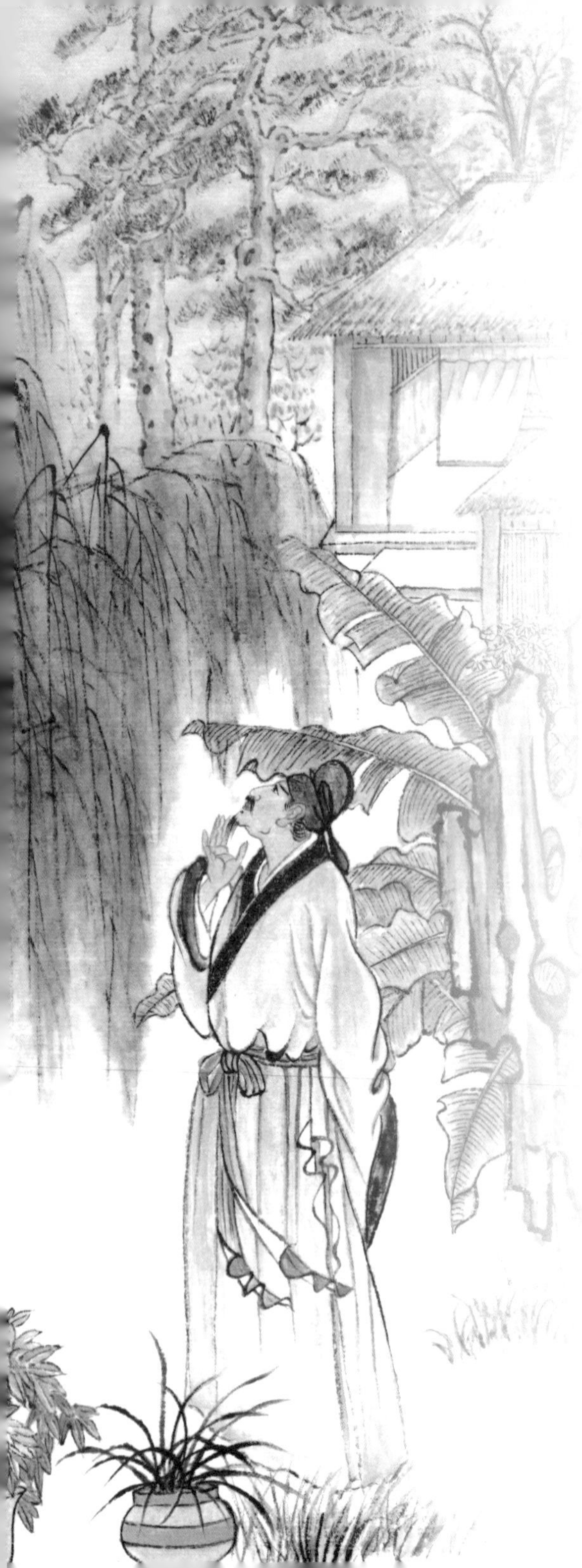

當晚一樣的腳步聲，卻不再刺耳。一樣的摔門聲，卻不厭惡。一樣的說話聲，卻反而感到一陣心酸又溫馨。從此以後，我就不再失眠了。」

一樣的月光，一樣的照著，夜下的每個人，有人歡欣，有人悲淒，有人安詳，就差在那一念間，福禍就在善惡之間。

飛黃藤撻

事業飛黃騰達，功成名就，是最為人所追求的夢想。騰達之後呢？為什麼會飛出黃來？為什麼轉成被藤條鞭撻了？被誰撻伐了？

一位62歲女士，擔任國際貿易公司經理，事業成功，常到國外出差。有一天，從大陸回程的飛機上，經理找到座位，坐定。不久，一位衣著樸實的婦人，走過來，坐上鄰座的位子，一股詭異氣息沖來，讓經理渾身不舒服。

當婦人坐定後，竟直呼經理的名字。經理很詫異，因為她根本就不認識，眼前這位婦人。更驚訝的是，婦人叫經理回台灣後，一定要去東部某座廟走一趟，說有人在等她。下飛機前，婦人還特別叮嚀經理，一定要去那座廟。

這是幻覺嗎？是騙局嗎？是在演電影嗎？都不是。是活生生的人，說出不可思議的話，經理如墮入五里迷霧中，茫茫然。

經理從未去過東部，但有朋友住東部，於是，請朋友打聽，婦人所說的那座廟的地址。果真，朋友找到了那座神秘的廟，經理打算抽個時間去看看。

經過一陣繁忙，旅程勞累，經理身體很不舒服，一直以來都被頭痛、頭脹、頭暈所苦。而且經理看東西，影像上半層都是帶黃色調世界，下半層視覺正常，此現象已多年，眼科醫生檢查都沒問題，也不知道要給哪一科看，經理打算到中醫，調理一下身體。

幾番打聽之後，經理決定去給一位老中醫看診。當經理一進門，老醫師滿臉錯愕，說她身上有附體附身。老醫師很熱心，教經理如何驅趕附體的方法。老醫師以前曾為人驅邪，因為年事已高，已很久不做法了。

經過經理再三懇求，老醫師勉為其難的，為她做法一次。老醫師請來醫師娘幫忙，並將診所門窗關閉，尤其是通往醫師住家之門緊閉，以免附體竄入其家。只留一出口，好將附體邪物驅逐出境。老醫師又用毛筆，畫了幾個符籙貼在牆門上。

老醫師請經理閉上眼睛，嘴裡念念有詞，念咒，比手畫腳的，竟花了2個小時。老醫師說結束了，請經理張開眼睛。就在她張開眼睛的霎那，她視覺的黃色調不見了，看東西完全正常了，而且頭不痛了，也不暈了，真奇妙啊！真不可思議！

之後，經理決定走一趟，尋廟的神秘之旅。當她到達目的地，一看竟是一座荒涼偏僻的小廟。經理走進廟裡，赫然發現自己的名字，竟刻在匾額上，牆上竟然還貼著她的相片，廟公見到經理，還說等她等很久了。

這是什麼場景？經理從沒到過東部，也沒來過此廟，是時光隧道嗎？是回到從前？還是走進未來？還是走入夢境？

經理去了廟，之後做了什麼？發生了什麼事？經理竟然什麼都想不起來，一片空白。只是神秘之行後，經理全身不舒服，頭暈頭脹，眼睛模糊，澈夜不能眠，胸口如緊箍咒，有如附體在身，常吸不到氣，入夜後更甚，怎麼看醫生都看不好。

那位曾經幫經理驅邪的老醫師已歇業了，無處求醫，倉皇失措，不知該怎麼辦？兒子勸老媽南下，去給一位小醫師看診。

當經理出現在診間，一副精明能幹聰明相，眼力如鷹眼，卻面色黯淡帶黃，眼白渾濁，黑眼圈很深，眼神疲憊，瞳孔內有黑影，滿臉莫名的焦躁不安。當經理訴說完她的經歷，我聽得霧煞煞，有如天方夜譚。

針灸處理

經理的場好像都亂了，先清場，針百會、神庭、本神穴，皆由上往下透針。徹夜不眠，與衛氣被干擾有關，陽氣難出表，易陰氣來附，針百會、印堂、太陽、風池穴。眼睛為靈魂之窗，魂飛魄散，針攢竹、睛明、太陽、太衝穴。

補陽氣，散陰邪，針百會、關元穴。臉色蠟黃，針合谷、足三里、三陰交穴。煩躁不安，針神庭、本神、合谷、太衝穴。一周針灸一次。

第2診，加針十三鬼穴的鬼宮人中穴、鬼心大陵穴、鬼窟勞宮穴、鬼床頰車穴、鬼市承漿穴、鬼堂上星穴、鬼腿曲池穴。其中鬼窟勞宮穴，和鬼宮人中穴，只針一次，因為很痛，經理無法接受。

第一次針灸完，經理緊皺的眉頭鬆開，感到人輕鬆多了，對針灸已能接受。

有一天，經理來診，滿臉怒氣衝天，我問她：「發生了什麼事？」經理很氣憤的說，先生很強勢，只要不順他的意，就發飆，對她所作所為，處處挑剔，吹毛求疵，唸個不停，嘮叨到令人疲勞轟炸，不斷倒帶重播，差點就崩潰。

家裡像個地雷區，隨時有小爆炸，大爆炸。經理眞不想回家，但如果她沒有準時回家，那位隱形殺手，暗地磨刀，那天就是機關槍，尖酸刻薄的掃射，有如大刑伺候。

人常把最美麗、最好的臉色和語言獻給陌生人，把最醜陋的嘴臉，最惡毒的話語，留給最親近的、最愛的人。

我告訴經理：「要封住先生的嘴，就親親先生的嘴。先生火藥庫的解藥，就是獻上一個愛的擁抱。妳太耀眼了，妳的才氣、財氣都超過先生，妳一直往前衝，忘了回頭，回頭看看先生，被妳壓得發狂。事業做得再大，別忘了回到家，妳就只是妻子，內外有別啊！」

經理很為難的說：「受了那麼多氣，看到先生就來氣，別提親嘴，更不要說是擁抱，哪有那個情趣？」

我問：「妳們夫妻倆，是不是很久沒有行房了？」經理還在怒火中燒，答：「看了就討厭，怎麼可能會行房？」夫妻不是床頭吵床尾合嗎？夫妻合床解恩仇。停了一下，望著經理，我說：「先生的腎氣、腎精無處寄託，所以用嘮叨的方式，來排解攝護腺的壓力，和性的衝動。願意留下來和妳吵的人，才是真正愛妳的人，嫌貨人就是買貨人。妳就試試看嘛！不要什麼都好强，會輸掉幸福的，讓自己解套不是很好嗎？」

得與失，是一種選擇，也是一種放棄，一種胸襟。

人有多理性，離真愛就有多遠。

這個事業騰達的經理，經歷了陰邪的藤撻，先生的藤撻，和病魔的撻伐。有

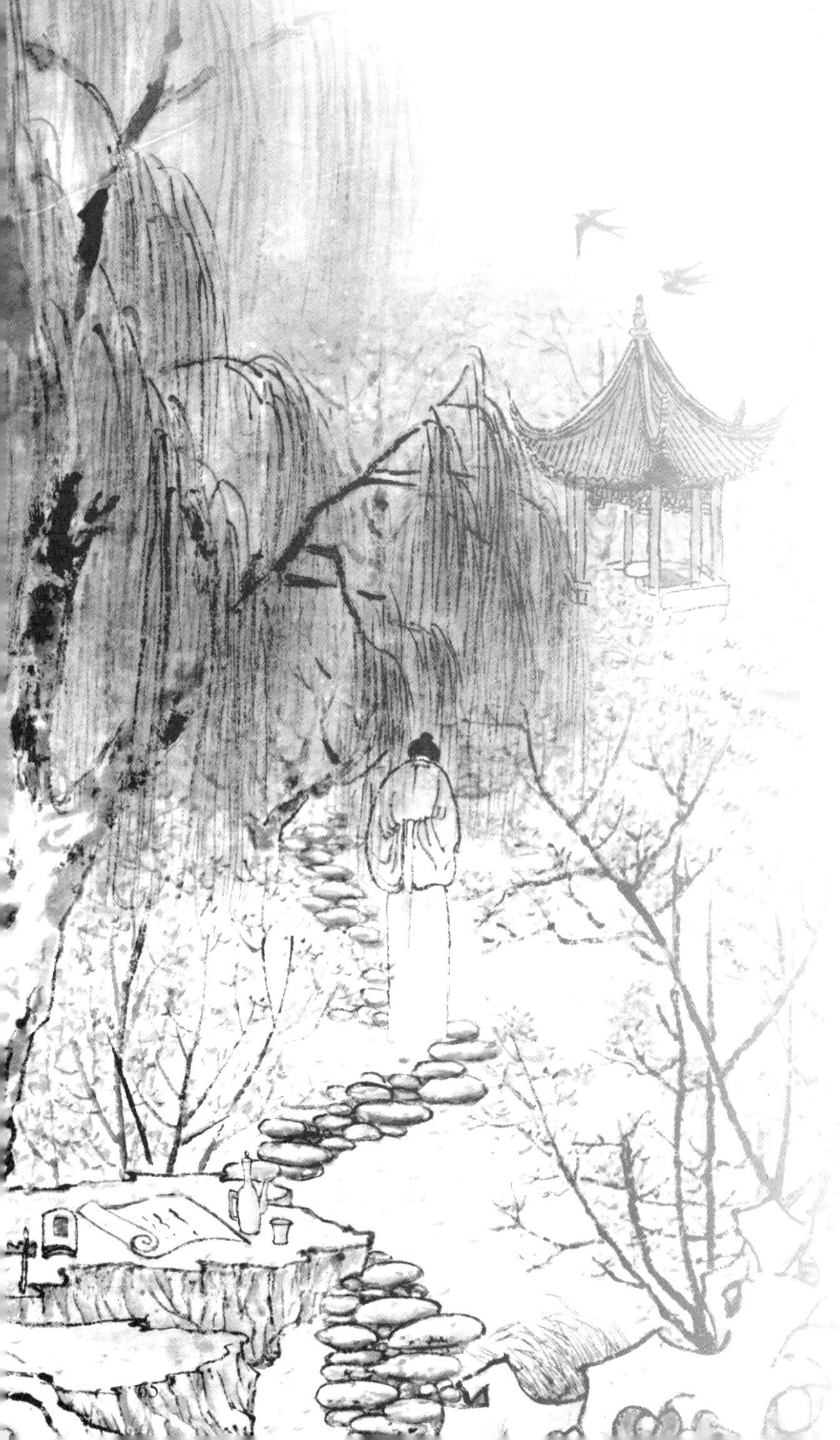

智慧的人，在苦難中錘鍊，經過身心調養二個月，終於開脫了一切。

替身

許多電影主角演員，在危險武打招式，或危險場面，或不想演的畫面，就會有替身代以演出。日常生活中，大部份人有時也不知不覺的，成為他人的替身。

天有天道，人有人道，鬼有鬼道，亂了道，就亂了神。在生活裡，三不五時，就會出現，狼突豚竄，像狼那樣奔跑，像豬那樣衝撞。亂衝亂撞的事，突如其來的事，要如何脫困？

一個灰暗的傍晚，突然，天空飄來，一陣陣，濃濃的黑雲，伴著隆隆的雷電交錯的巨響聲。瞬間，天空雨下如彈，炸爆整個大地，街上行人倉皇而逃，診間病人空空蕩蕩。

霎時，診所門口，尖叫聲不斷，有人喚櫃檯小姐出去幫忙，兩位瘦小的小姐，攙扶著一位皮包骨的女孩，扶也扶不住。女孩面如死灰，全身癱軟無力，無法行走，好像隨時會暈倒的樣子。

見狀，我趕緊過去幫忙，只聽到女孩猛烈的呃逆聲，乾嘔聲，好像連內臟都要吐出來了。好不容易抬上針灸床，櫃檯小姐趕快拿塑膠袋給女孩，準備接她的嘔吐物，但女孩什麼都吐不出來，這到底是怎麼回事？

一般打嗝時，只要在其背上，突如其來的打他一下，或喝口醋，打嗝就會停止。但眼前這麼嚴重的呃逆，很少見，病情緊急先針灸。

針灸處理

呃逆，立即針內關穴，強刺激。一般針下去，或強力按揉翳風、攢竹、內關穴，效果都很好。可是瘦乾巴的女孩還在打嗝，那個打嗝的撕裂聲，尖銳如利劍，如刀割玻璃，叫人渾身起雞皮疙瘩。

我快速的又針了中脘穴，通常內關加中脘穴，治呃逆，如虎添翼，無往不利，立即擺平。可是女孩的腸胃，一點都不領情。我正在納悶，為何不見效時？剎那間，女孩的眼神開始失神，我馬上意識到，這不是生理性呃逆。

立刻，我强捏拉女孩的肩井穴，肩井穴可反應肝膽的狀態，肝藏魂，先收魂，怕魂飛出去了，並叫著女孩的名字，嚴厲的說：「妳要堅强一點，不要隨便跟人家走。」

隨即，强刺激針勞宮穴，鎖住鬼窟。接著，快速針百會穴2針齊刺，百會穴為天門，守著天門，使魂不出竅，百會穴也是百神之會，請諸神安位。

終於，女孩的呃逆緩解下來，我以為可以稍微鬆一口氣，說時遲那時快，女孩的臉突如鬼色，竟然在狂笑，一邊狂笑，一邊呃逆，笑聲尖銳鏗鏘，好像玻璃快被震碎，令人毛骨悚然！

女孩的臉色，一陣青，一陣白，好像在抽筋，更像乩童在起乩。見狀，我趕快再强力捏拉女孩的肩井穴，揉按鬼心大陵穴，一邊揉，一邊對女孩說：「妳要做自己的主人，不要輕易把身體交給別人。」說完，女孩仍然繼續猛烈打嗝。

一下子，竟然有一個聲音，不是女孩的本音，藉著女孩的嘴說：「醫生只治妳的軀殼而已，治不到妳的身體。」聽了，我趕快頻念「法輪大法好」清場。

雖然我感到驚恐，但無暇害怕，隨即針胃靈穴，位於鼻樑凸處，即鼻樑上，兩眼正中下5分，針尖由下往上，貼骨進針，針完，女孩的呃逆，頓時，停了下來。

但那個聲音，又從女孩的嘴裡說出：「就是因為妳不想要妳的身體了，所以我來接管妳的身體。」我立刻對女孩說：「不要管它，不要回應，要穩住自己的主元神，穩住自己的主意識。」

過了一會兒，一切如風平浪靜，終於驚心動魄的一幕，暫告一段落。女孩安靜如綿羊，臉上終於有了血色。

我繼續為女孩做調理，鎮靜安神，針神庭、合谷、太衝穴。補剛才散失的氣血，針足三里、三陰交穴。經過人鬼大戰一場，女孩氣很虛，加强女孩作强能力，補腎氣，補元陰元陽，針關元穴，作為收功收尾。沒多久，女孩就睡著了。

針完，我問帶女孩來的小姐：「那女孩怎麼了？她身上好像有附體，有另外空間的靈體附在她的身上。」

原來，女孩從小就有陰陽眼，常遊走寺廟，也常參加佛教舉辦的課程和活動，最常參加打坐。有一次，女孩正在打坐，口中竟說出一串長長的話，宇宙語，劈哩啪啦，劈哩啪啦，連她自己都聽不懂的話，為什麼會說？說的是什麼？怎麼結束的？女孩完全一概不知。之後，也常如此，說是神靈附身。有時還在廟裡扮演通靈人。

只要神靈或陰靈附身，成了替身，她就如乩童起乩，就變了人，鬼言鬼語，癱了，要人扶著，要等到神靈或陰靈離身，女孩才會恢復正常。可能因為常有神靈鬼靈附身，女孩的臉，像是陽氣散失太多了，一臉的鐵青、灰白，或死白、蠟黃色。

針灸後，女孩容光煥發，前後判若兩人。有如一場暴風雨，雨過天晴，女孩展露出燦爛的笑容，一直向我道謝，高興的、輕快的，離去。此時，窗外的暴雨也停了，一切歸於平靜。

眼不交睫

眼睛能看世界萬物，卻看不見它自己。眼睛是心靈的叛徒，它常洩露心底的秘密，也常蒙蔽了心。會說話的眼睛，為什麼眼不交睫，一眨也不眨，眼皮就不合攏了呢？

一位50歲女士，在鄉鎮的公家機關，擔任課員。家住中部山區，世外桃源，山明水秀，竹籬野宿，每天和鳥鳴雞叫一起起床。上班需開車30分鐘。下班後，蛙鳴狗吠聲，一起歡迎女主人返駕回宮。

鄉下公務繁忙，因人手不足，常要身兼數職。民選的新任首長，常有為民服務的新措施，課員就會忙得暈頭轉向，眼睛痠澀，腰痠背痛，是家常便飯。有時坐一整天，一星期下來，連下肢都有點水腫。更年期，潮熱、盜汗、心悸等症狀，也一起來湊熱鬧。

有一天，課員帶著疲憊的身子，開車回家途中，眼前的建築物怎麼好像都要倒塌的樣子，小溪水怎麼好像如泉湧波濤，當時也沒有什麼風啊！也沒下大雨啊！見山不是山，見水不是水，怎麼會這樣？

第3天，課員右眼睛竟然無法轉動，嚇死了！趕快去看眼科。醫生說她的腦神經第六對麻痺了。

認識第六對腦神經

※第六對頭顱神經，又稱外展神經。

※在蜘蛛網膜下腔，是所有12對腦神經中，延伸最長的神經。

※功能是支配眼睛外直肌，控制眼睛向外看。

第六對腦神經麻痺的症狀

※最常見眼外肌麻痺。

※患側眼球不能充分外展，有如鬥雞眼。
※水平複視，物體左右重疊。
※直視前方時，眼球內收。
※突然移動頭部時，視力暫時模糊。
※顱內壓升高時，引發劇烈頭痛。
※臉麻，口麻。

第六對神經麻痺病因

※不明原因，最常見。常常做完所有的檢查後，病因仍不能確定。
※先天性外展神經麻痺。
※幼童可能因橋腦長腫瘤。
※腦膜炎，年輕人較多。
※頭部外傷，腦部感染，致微血管病變。

※腦腫瘤，水腦，血管瘤，鼻咽癌。

※顱內出血，特發性顱內壓增高。

※巨細胞動脈炎，致眼動脈阻塞，老年人較多。

※糖尿病、高血壓造成微血管阻塞，缺血性血管病變。

※眼眶骨骨折，眼窩疾病。

※眼睛、耳朵感染併發症。

※引起腦壓升高的疾病。

第六腦神經麻痺預後

※因血管阻塞引起的外展神經麻痺，可以不需治療，3個月內會好轉或復原。

※肌肉攣縮，造成眼內肌肉肥厚。

※長期斜視，導致眼內肌產生病變。

眼科醫生說，3個月可能自己會好，開了眼藥水給課員。並交代：如果3個月未痊癒，再做手術治療。課員心想，怎麼可能等上3個月？首當其衝，視野侷限造成上下班開車的不便，工作上的困擾，還要面對民眾好奇的眼光和慰問。萬一，3個月還沒有好，眼睛會不會出現其他病變？課員十分擔心。眼藥點了半個月，毫無進展，有時走著走著就想吐，有時感到走路有點不穩，尤其常頭暈影響思考和應變能力。課員等不及了，緊張的趕快另求他醫。

針灸處理

調節大腦中樞，頭頂最耗陽氣，針百會穴。外展神經無法開展，展之力為筋之力，肝主筋，主疏泄，針陽陵泉、太衝穴。眼睛外直肌痙攣，以脾主肌肉，健脾強肌肉，針足三里、三陰交穴。眼肌痙攣影響氣血交換，氣滯血瘀，活血，針血海、三陰交穴。

眼球的轉動，是機械式操作，以腎為作強之官，補腎上濟腦髓，針湧泉穴。

事發突然，多與風邪有關，祛風，針百會、風池、曲池、合谷穴。瞳孔受交感神經支配，當張開眼，隨即衛氣出表，交感神經興奮，目得以視，加强衛氣，針百會、風池、曲池穴。

目爲肝竅，眼睛本臟爲肝。《内經》說，年50歲，肝氣始衰。肝受血而能視，養肝血，針三陰交、太衝穴。肝腎同源，精血同源，針太谿、三陰交穴。頭暈，針風池、曲池、合谷穴。

有幾次，課員眼睛出血，針攢竹、睛明、太陽、血海、三陰交穴。複視，視覺不清，針睛明、攢竹、魚腰、太陽、承泣、球後、養老穴。加頭皮針視區，沿枕外粗隆上緣，約强間穴旁開各1寸，由上往下透針，兼治腰痛。

下肢水腫，針陰陵泉、三陰交穴。噁心欲嘔，針合谷、中脘、足三里穴。調理更年期症狀，針百會、曲池、合谷、内關、三陰交、足三里、太衝穴。女人是水做的，眼睛的水汪汪，要補腎水，增强類腎上腺皮質激素，針湧泉穴。

特別囑咐

※半小時眨眼3次，看前方5秒，看鼻子5秒。

※眼睛向上看5秒，上方盯著一個目標，看5秒。一天3次。

※沐浴時，用蓮蓬頭，沖眼睛眉頭上，一近一遠，連沖3次，停3秒，重複3次。水柱勿太强。

※少提重物。

※勿食辣椒，少吃水果。禁食冰品涼飲。

課員的先生非常體貼，每天不辭辛勞，不論刮風下雨，都載愛妻來針灸，那種憐愛的肢體語言，處處流露夫妻的恩愛，這也是特效藥。

前半生的感情，不猶疑，至情。

後半生的感情，不後悔，至愛。

針灸第6次，課員的眼睛即可轉動，視覺的偏差，針到完全正常，花了整整一個月，更年期症狀隨之消失無影，又保養了一個月，之後，定期來保養。

終於，眼睛看世界，見山是山，見水是水，原來世界如此美妙！

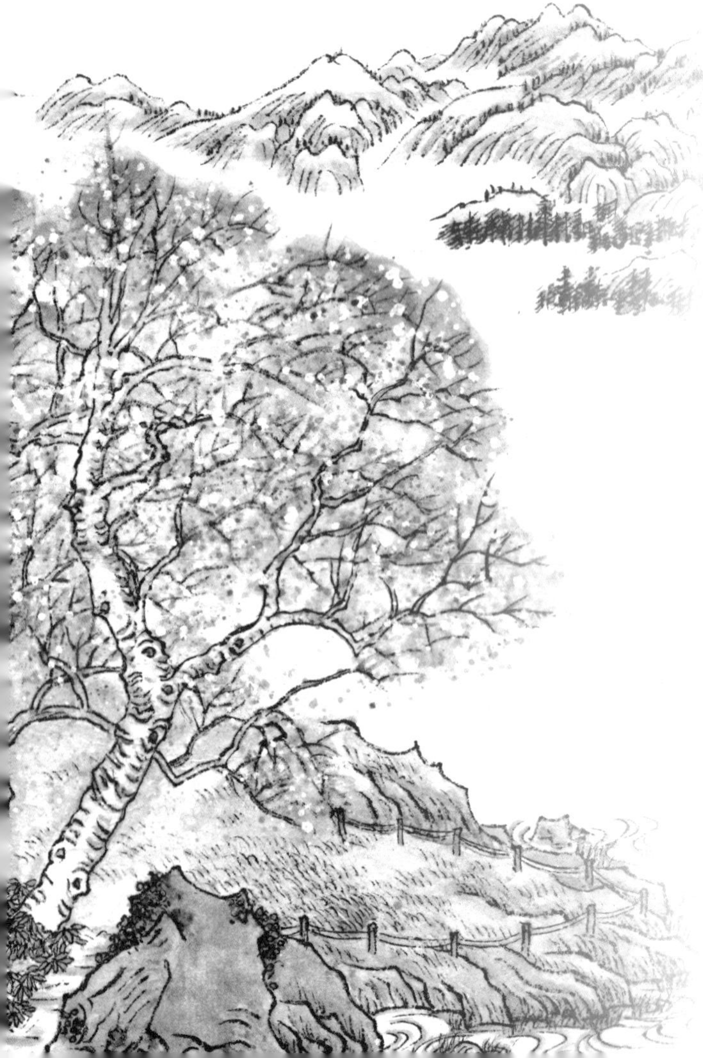

針出堂堂相貌

以貌取人，以貌失人，是通病。玉貌花容，玉樹臨風，溫潤如玉，仙姿玉貌，月貌花容等，都令人心馳神往。若其貌不揚，該怎麼辦？

一位45歲女士，是一家工廠的老闆娘，與夫君白手起家，工廠事業步上軌道，一帆風順。老闆娘因常年頭痛來看診。正是女人四十一枝花的年華，老闆娘卻顯得蒼老憔悴，尤其是那雙快被眼皮遮住的雙眼，不是重症肌無力，加上單眼皮，更顯得神情黯然。她曾打過肉毒桿菌，好像效果不明顯。相術上，認為此類型人，難捉摸，一生起伏多變。

老闆娘總是面無表情，加上兩嘴角下垂，相術上稱此類型為覆船口、鯉魚嘴，個性較固執，耳根硬，多怨，多挑剔，一生多波折。

老闆娘兩側法令紋，明顯深刻，左右不一。相術上意味，性格堅強，正直，獨立。因左右不一，又意味生活不穩定。整個臉看去如倒霉相，苦瓜臉，一點都不像貴婦相，但她不想去做美容拉皮，怕看起來很假，更怕美容失敗的後遺症，如何是好？

眼皮垂嘴垂針灸處理

頭痛，針百會、風池、率谷、太衝穴。肌皮下垂，多有陽氣不足，中氣下陷之象，針百會、中脘穴。眼皮下垂，先針太陽、陽白穴，作定位，再針絲竹空穴橫透魚腰穴、攢竹穴橫透魚腰穴，有如架天橋。

嘴角下垂，先定位，針巨髎、下關穴，再針地倉穴透向聽會穴。下垂症狀，多因皮膚脂肪少，缺少彈性，口輪匝肌鬆弛，脾主肌肉，健脾，針足三里、三陰交穴。增加面部肌肉彈性，針迎香、合谷穴。一周針灸一次。

特別囑咐

※請老闆娘做睜眼動作，維持9秒。一天至少做3次。
※閉口用力吹氣，撐開面頰，維持9秒。一天至少做3次。
※笑時，做一字型笑法，不要往上笑。
※少吃冰品涼飲。
※勿穿露胸、露肩的衣服。睡覺要穿襪子。

針灸5個月後，老闆娘眼睛看起來比較大，嘴角皺紋減少，下垂沒那麼嚴重，終於擺脫臭臉，精神就飛揚起來，心開貌揚揚。因新冠肺炎疫情突變嚴重，停止治療。

※　※　※

一位24歲年輕小伙子，講話時左臉頰肌肉較沒表情，笑起來嘴角向右上揚，呈現左低右高。不說話時，上嘴唇較短，嘴角左低右高，不相稱。上下嘴型無法對齊，有損美觀。

相術上意味，此類人，性格多薄情，奸詐，嫉妒心重，多厄運。小伙子是來看鼻子過敏的，他的眼神很樸實，也一副忠厚相，怎麼會有此種嘴型？會不會小時候吃奶嘴吃太久所造成？也有可能曾經輕微顏面神經麻痺，沒有注意，沒有治療，使面頰經絡失養久年所致。

嘴歪針灸處理

鼻子過敏，針百會、風池、曲池、迎香、合谷、足三里穴。嘴型定位，先針顴髎、下關、承漿穴。嘴角上揚側，針頰車穴透向大迎穴。嘴角低側，針地倉穴透向聽會穴。一周針灸一次。

特別囑咐

※做健鼻操：雙食指對搓36下，沿鼻翼一路搓鼻樑、眉頭到髮際，上下來回算一次，做36下。早晚各做一次。

※復嘴操：用手捏著高側面肌，向內扭轉。捏著低側面肌，拇指向上撥弄。一天至少做3次。

年輕人可塑性高，針3個月就見效了。針了半年，才真正嘴角復位，看去相貌堂堂，小伙子也有自信多了。後續穩固療效，又針了半年。

※　※　※

一位10歲小男生，身高143公分，近視150度，鼻子過敏，五官端正可愛，俊美。但只要一張口，就露出暴牙，有點煞風景。牙齒和面頰不協調，相術上，意味此型人心直口快，易得罪人，個性固執難溝通。

小男生個性很拗，媽媽很是苦惱，想帶兒子去牙科矯正牙齒。我曾聽一位專門矯正牙齒的醫生說，小孩子牙床一直在長在變化，要等到約17歲時，才穩定。所以矯正牙齒最好的時機，是17歲。要花3年時間，可能還要拔智齒。現代醫學有新醫術，但耗時，花費不少。媽媽等不及，又有經濟的考量，該怎麼辦？

暴牙針灸處理

鼻子過敏，針百會、風池、合谷穴。視力，針睛明、太陽穴。太陽穴兼安神。暴牙，先定位，針迎香、顴髎穴，再針頰車穴透向地倉穴。暴牙處，牙床較陷下，增加牙床肌肉，健脾，針足三里、三陰交穴。

骨骼與肌肉生長速度不一，腎氣過旺，骨骼的擠壓，使牙齒過於突出，調節腎氣，針湧泉穴。骨骼需筋、肌肉的支援，伸筋使骨與肌肉有彈性，針陽陵泉穴。媽媽擔心兒子身高，長高，針百會、湧泉穴。一周針灸一次。

小男孩為純陽之體，穴位不必多，重點穴位，效果就很好了。請小男生，除了做健鼻操，要捏面頰肌肉，由大迎穴捏到頰車穴，一天做3次。

人不能選擇出生，卻能選擇過程。

有些沒及時做的事，如利刃，刺穿餘生。

小男生很勇敢，不怕針，針湧泉穴沒有叫痛，沒有哭。針灸了3個月，暴牙程度即見緩和。針灸一年，視力正常，鼻子過敏很少發作，不再暴牙，長高10公分，看去，一位翩翩美少年。

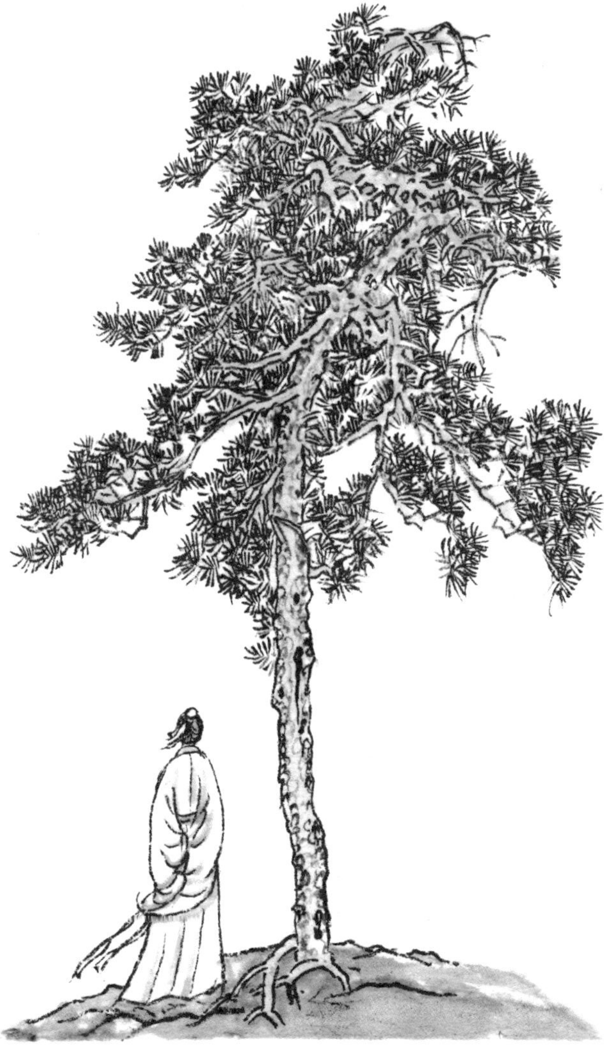

洗淨街音鼻觀心

眼觀鼻，鼻觀心，是一種靜心法，也是內功。鼻子成為橋樑，其重要可知。鼻子出了問題，要怎麼辦？

《內經》說：「西方白色，入通於肺，開竅於鼻。」又說：「五色決於明堂，明堂者，鼻也。」鼻子號稱面王，為五官之首，是臉上最突出的部位。相家稱之為疾厄宮，相學又主財運。鼻子的起點山根，兩眼之間，相家稱之為健康宮。鼻子別名：明堂、神廬、元門、玄門。鼻子隱藏很多秘密。

山根氣象

※山根色暗：胃腸病，脊髓病。

※山根皮膚無光澤：心臟功能衰退。

※山根色紅：心火上炎。
※山根色青紫：冠心病。
※山根色白中青：心氣寒。
※山根有青筋：腸胃病。
※山根有一橫紋：心腦血管疾病。
※小孩山根有橫紋青筋：消化不良。
※小孩山根有豎紋青筋：消化不良，呼吸道弱。

鼻樑氣象

※鼻樑白色：肝氣虛。
※鼻樑色黯淡：易腎病。
※鼻樑色紅：肝火旺。
※鼻樑紅斑塊，高出皮膚，向兩側頰部擴展：紅斑性狼瘡。

※鼻樑色青：小孩發燒，小兒抽風，免疫差，肝衰弱。

※鼻樑青黑隆起：肝癌。

※鼻樑黑褐斑點：曬斑，肝病色素沉著。

※鼻樑色棕、藍、黑：脾病，肝病。

※鼻樑蟹爪紋：狀如螃蟹爪長出的毛扎扎小毛刺，胃有幽門螺旋桿菌，慢性肝炎。

※小孩鼻樑有橫紋：易消化系統疾病。

※小孩鼻樑有豎紋：易呼吸系統疾病。

※鼻樑鼻高肉薄：易上呼吸道疾病，腳踝病。

※鼻中隔潰瘍，鼻孔內緣色紅：梅毒。

※鼻樑彎曲：脊柱不正，遺傳病。

※鼻樑質硬：心臟脂肪多，心臟動脈硬化之兆。

※鼻樑有硬塊：胰臟病，腎臟病。

鼻翼氣象

※鼻翼色黃白：胃氣虛。

※鼻翼色紅：胃火，口臭。

※鼻翼外緣色紅：腸病。

※鼻翼紅血絲：胃炎。

※鼻翼色青紫：胃痛。

※鼻翼青癟：萎縮性胃炎，久病易致胃癌。

※鼻翼色黑：膀胱病，子宮病。

※鼻翼色黑連人中：女性白帶，月事不淨。男性陰莖、睪丸痛。

※鼻翼塌陷：病情嚴重。

※呼吸時鼻翼掀動：肺活量低。

鼻頭氣象

※鼻頭色鮮明：有留飲，脾胃陽虛。

※鼻頭色黃亮：健康色。

※鼻頭色淡黃：脾胃差，有寒氣。

※鼻頭色太黃：黃疸。

※鼻頭色白：氣虛，血虛，失血，脾虛。小兒脾虛，乳食不化。

※鼻頭色紅：脾胃實熱。

※鼻頭色微紅：脾經虛熱。

※鼻頭色青：腹痛，寒痛，肝木克脾土。

※鼻頭色青黃：淋病。

※鼻頭色青紫：病情重。

※鼻頭色青黑：病情危重。

※小兒鼻頭色青黑：病情重，寒痛劇。

※鼻頭色紫：血壓高，喝酒多。

※鼻頭色灰：濕熱。

※鼻頭色灰青：胃寒。

※鼻頭色暗：血枯，縱慾過度。

※鼻頭色黑：腎水反侮脾土，水氣過剩。

※鼻頭色微黑：水氣內停。

※鼻頭浮黑光色：暴食不潔食物。

※鼻頭色黑如煙薰：病情危重。若加上左右鼻翼黯淡無光，病危之兆。

※鼻頭色黑而焦枯：房事過度。

※鼻頭有蟹爪紋：胃癌之兆。

※鼻頭有粉刺：消化系統疾病。

※鼻頭有酒渣狀：又名酒渣鼻、紅鼻子、玫瑰痤瘡。為肺胃熱，血瘀，肝負擔過重。

※鼻頭腫：心臟水腫之兆。

※鼻頭鈍而圓，毛細孔怒張：肝硬化之兆。

鼻型表徵

※鼻型如勾子狀：鷹勾鼻，易咽喉痛，脾胃差，易腳癌。

※鼻樑有節，像竹節：竹節鼻，肝火旺。

※鼻型扁平狀：易腦癌，易淋巴腺癌。

※鼻型扁平而塌陷：中氣下陷，氣虛。

※鼻型大而肥：易結腸癌，易胰腺癌。

※鼻型尖而挺：易肝癌，易乳腺癌。

※鼻子突發紅：心臟病，血液循環疾病。

※鼻子突發腫：心臟病。

一位13歲男孩，是家中獨生子，三千寵愛在一身。患鼻子過敏，經過半年多，認真針灸吃藥，已很少發作。有一天，媽媽很擔心，指著兒子鼻子說：孩子的鼻子很扁平，鼻樑骨軟軟的，像是肉做的，問，能不能把鼻樑骨，變硬變挺？

另外，男孩鼻翼兩旁近顴骨處，門牙上突起兩塊硬骨頭，問，能不能消下去？因為醫生說會影響牙床、牙齒，建議手術切除。媽媽一聽到要手術，就慌慌張張，戒慎恐懼。

鼻樑骨軟針灸處理

鼻子過敏，針百會、風池、曲池、迎香、合谷穴。牙床上多長的硬骨，用二針對刺。

腎主骨，整治鼻樑骨，請腎幫忙，針湧泉穴，因男孩想長高，所以選此穴。肝主筋，骨需筋的支柱，針太衝、三陰交穴。撐起鼻樑骨，針印堂穴，由上往下，直透山根；另一針，素髎穴，由下往上，直透鼻樑骨。

當鼻樑鼻頭還是軟肉狀時，針灸較不痛，隨軟骨越變成硬骨，針灸就越痛。每次針完，男孩眼淚馬上奪眶而出。每周針灸一次。針湧泉、素髎穴都很痛，男孩很勇敢，因為他怕開刀，更怕同學取笑。每次針灸都咬緊牙根，眞是不簡單。

另服科學中藥，在治療鼻子過敏藥中，特別加了鹿茸一味藥。鹿茸是雄鹿未骨化，未長成硬骨，帶茸毛的幼角，借用來長鼻骨，強化骨骼。長骨頭，須增強雄激素，鹿茸能壯陽，治療男性性勃起功能障礙，借用來增加骨質，骨密度，使骨長如勃。

媽媽很勤快，很有毅力，很有耐心，風雨無阻，幾乎每周針灸，未缺席。就這樣，針著針著，半年後，男孩針灸時已不喊痛，不流淚。約一年，男孩的鼻骨，竟眞的變硬，變挺，變帥，還長高11公分。

男孩到牙科檢查，牙床上多長出的牙骨塊變小了，已不需手術，牙醫覺得不可思議。母子為之雀躍不已，之後，定期來保養針灸。

※　※　※

一位63歲男士，從電機工程業中退休，是虔誠佛教徒，常唸經，打坐。因工作之故，長期腰肌勞損，腰椎間盤突出，致使腰痠麻痛感，一直延伸到腿，直達腳底，坐立難安，經過4個月針灸治療已痊癒。

有一天，男士問，他的鼻中膈彎曲，又高中時被籃球打到鼻樑，把鼻子撞歪了，鼻樑中段成S字型，常鼻塞，長鼻息肉，說話都帶鼻音，已40多年了，能治嗎？

鼻樑歪針灸處理

鼻子過敏，針百會、風池、曲池、迎香、合谷穴。鼻息肉，針迎香穴，針尖到位後，退出少許，沿鼻翼向鼻樑透針，兼做調整鼻樑的釘樁，如綁鋼筋效果。

校正鼻樑歪，針印堂穴，由上往下，透針到山根底；針素髎穴，由下往上，透向鼻樑骨；針人中穴，由下往上，直透鼻樑骨底部。素髎與人中穴輪用，此兩針都很痛，手法要快要輕，捏著鼻樑骨進針，進針後就沒痛覺了。

在鼻樑S字型的彎曲處，左右，用0.5寸針，各呈30度角，刺向鼻樑骨，作為築基。增加健骨强筋作用，針太谿、太衝、陽陵泉穴。男士面色慘白，清瘦，易疲倦，補氣血，針中脘、關元、足三里、三陰交穴。一周針灸一次。

每次針男士鼻子的時候，坐在候診位置的人，都瞪大眼睛，比男士還緊張，感覺比男士還痛的樣子，大誇男士很勇敢。

之後，男士針灸，一併治療前列腺肥大，門診時間到，他就來針灸，一直針，一直針，針灸成了他保健，調解身心的時間。男士很有耐心，讓我精雕細琢。

3個月後，先見到臉色變紅潤，面頰下陷漸長肉，稀疏的頭髮漸長出毛，走路變輕快。半年後，鼻樑漸正。8個月後，鼻樑歸正，中段仍有微凹，無法完全挺直。

男士打坐時，已可以眼觀鼻，鼻觀心，不為鼻塞所干擾。終於脫胎換骨，又是一條活龍。

迅雷不及掩耳

耳邊能發生什麼事？耳後生風，秋風過耳，不絕於耳，不堪入耳，耳目一新，漸入，耳根清淨道心開。突然，又迅雷不及掩耳，這是怎麼回事？

一位65歲女士，是一位退休老師，仍耳聰目明，耳聽八方。年輕時曾是出口入耳，具有長目飛耳的遠見，使得學生對她俯首帖耳的服服貼貼。老師一生都算平順騰達，少有搔頭摸耳的煩惱，好不愜意啊！

有一天，無常先生給老師，開個小玩笑。

老師欣賞完音樂會，在回家途中，耳朵覺得怪怪的，脹脹的，不一會兒就痛起來，還算可以忍受的程度。次日，到耳鼻喉科看醫生。醫生查無異狀，開了消炎止痛藥。

回到家後，老師的耳朵，才眞正大痛起來，很少生大病的老師，此時，如臨大敵，緊張萬分，坐立難安，怎麼會吃了止痛藥，還止不住痛？

老師的人際關係良好，好朋友熱心的推荐名醫。有一位醫生說，是耳內庭液發炎，是耳源性眩暈。可是老師並不會眩暈，就只是耳朵痛，除了痛，還是痛。沒有別的其他症狀。

老師前後看了5位醫生，已2個月了，耳朵痛竟服了含嗎啡的止痛藥，還止不住痛，怎麼會這樣？最後，醫生建議：施行耳神經燒灼術，把神經燒死了，連根拔起，就不知道痛了。這是什麼治病理論？老師的女兒是婦產科醫生，聽了不敢苟同，勸老媽試試看中醫。

老師打扮優雅，氣質高雅，風情萬千，走入診間，所有華麗的外表，都掩不著耳朵痛的苦楚！連濃妝也遮不住，眉頭緊皺的皺紋。痛楚在眉間跌落，疊疊錯錯，呢呢喃喃。

耳朵痛來得急又突然，迅雷不及掩耳，不知道到底發生了什麼事？所有的檢查和治療都毫無進展，或說更加嚴重，不知如何是好？老師因此失眠，澈夜難安。

我跟老師說，直接針灸治療，老師有點遲疑，她從沒針灸過，我安慰她說：「針灸的痛，不會比妳的耳朵痛還痛啦！」都走到這個地步了，老師不得不硬著頭皮接受針灸。

針灸處理

老師被耳痛折磨了2個月，早已被抗生素折損陽氣，又已一甲子年齡，陽氣漸衰，先補陽氣，針百會穴，並為後面針感要強刺激作準備。

不通則痛，不論是風寒暑濕燥邪，所致的瘀阻，或是耳朵周邊經絡不暢，所致氣滯血瘀，或穴位能量的不平衡。先將耳朵周圍點刺圍剿一圈，再點刺耳尖耳垂，最好能出一點血。

點刺完，讓老師喘息一下，她對這樣的手法，有點緊張，雖然點刺後，老師的眉頭有鬆了一點，但是耳朵還在痛，眼巴巴的看著我，不知道她在想什麼？

趁空隙，我趕快查找耳朵痛之因，常見的外耳道痛，會伴有膿性分泌物，耳朵有壓痛、腫脹感。可是老師耳朵並沒有分泌物，目前只有痛感沒有脹感。

扁桃體炎、咽炎、咽喉腫瘤的痛，會經由舌神經反射到耳朵，引起耳痛。我快速的摸了老師的扁桃體、咽部，都沒有查到腫塊。又請老師吞口水，還好她喉部不會痛。

牙齒蛀牙、腮腺炎、臉的顳頜關節炎，也會反射到耳朵痛，我摸了一下老師的腮腺、顳頜關節，也沒有異狀，老師說她沒有蛀牙。

大略查過病因，也沒找到什麼線索，即刻先解除迫在眉睫的耳痛。强刺激耳門、聽宮、聽會穴，快速提插後，再由耳門穴直透聽宮、聽會穴，一針透三穴，再針中渚穴强刺激。

頭頸背的肌肉拉扯過度，也會引起耳痛，針角孫、翳風穴。精神情緒過度波動，也會讓耳朵產生功能性痛，針合谷、太衝穴。病來之急，多與風邪有關，針風池、曲池穴。

老師的耳輪色較暗，還帶點青色，表示腎氣差，腎又開竅於耳，補腎，針太谿穴。我把可能致病的情境都針了。

針灸當下，老師掩面而泣，淚流滿面，我以為是針灸强刺激的痛，和耳朵痛，加起來，讓她不堪再擊。我握著老師的手，問：「妳還好嗎？惜惜哦！」

老師抽泣的說：「我的耳朵痛，竟然就這樣消失了，喜極而泣！」老師想到前2個月的折磨，一時百感交集，所有的心酸，一時全湧上心頭，她又哭了好一陣子，我一直拿衛生紙給老師，擦那滄桑的淚。

每個人都有自己獨一無二的征途，無人可取代。

針灸完，老師的耳朵就不痛了，也沒吃藥，就這樣，高高興興的回家了。

春去春又來

怡人的春天去了，歷經夏暑，秋涼，冬寒後，來年的春天，會是什麼樣的景象？

一位47歲女性，在公家機關當課員，當她的女兒5歲時，夫君被牆外野花絆倒，拋妻棄女。課員獨自把女兒撫養長大，未再婚，虔誠向佛。

課員本人是父母的獨生女，很孝順，顧家之外，還要照顧年邁的雙親。課員爲人善良，工作勤奮，但性格剛直。有一次，對主管所交代的事，她認爲不正義而不配合，惹來主管的欺壓多年，人在屋簷下啊！

辛苦的汗水，滄桑的淚水，隨著命運的潮水，載浮載沉。

時間像絞肉機一樣，把課員的靈魂和健康一起絞碎。老天附送了，甲狀腺機能亢進、1000度的近視、突眼、憂鬱症等禮物，一起豐富課員的人生。多年來，課員都靠服憂鬱症西藥在硬撐。

命運被逼得歇斯底里，生活被壓得氣喘噓噓。每次課員來診，都如梨花帶雨，淚珠子總在眼眶裡跳踢踏舞，那雙無限哀淒的眼神，好像在問上帝：寒冬為何看不到盡頭？春天何時才會降臨？

有一天，課員右眼複視，醫生說右眼下直肌腫得很厲害，致眼壓過高，需開刀。開刀後，課員直接崩潰！她所看到的一面牆，變成兩面，還一面正的，一面倒的。視覺錯亂，無法走路，連倒水都倒到杯外，無法確定虛實，要用摸索的，非常驚恐不安。

當傷口還在紅腫疼痛，課員就哭著，求醫生救救她。醫生做第二次手術，開刀時，醫生說眼外肌快爛了，課員煎熬艱苦的手術過程，苦撐苦盼，一絲能得救贖的希望。當眼罩拆開的那一刻，課員再度崩潰！精神休克。複視比開刀前更厲害，好後悔開刀哦！

經過5個月的針灸，課員的複視已緩解，課員的突眼，只剩一些，因為高度近視，很難完全歸位。甲亢指數已正常，甲狀腺腫，也縮小到目測看不見腫塊，是冬天要揮別了嗎？

半年不見，有一天，課員出現在診間，很惶恐的說，她在例行的甲亢指數檢查中，醫生發現白血球指數過高，請她到大醫院複查。要去複查前，特地來診所相告，請醫生幫忙日後的治療。

課員一進大醫院，就出不來了，醫生初步診為白血病，即刻急診收入住院。嚴冬不但未去，還下雪又下霜啊！從此，悲劇躡手躡腳的緊緊跟隨而來。

白血病的白色恐怖

※白血病是一群癌症的總稱，又稱血癌。

※主要發病部位：骨髓。

※不正常、尚未發育完成，稱為芽細胞，或白血病細胞的白血球，大量且快速的增生，占20%以上，分佈於血液中。

※是一種癌化，芽細胞幹掉正常細胞，鳩占鵲巢，讓骨髓不能正常造血。
※台灣每年新血癌病例，約2550人，發病率逐年增加。
※2018年，白血病為台灣兒童癌症死亡原因第一位。
※白血病每年奪走生命超過2500人。
※2020年，白血病占台灣癌症死亡率第10位。

白血病的幕後兇手

造成白血病的真正原因，尚未明確，只能推測風險因子有：
※病毒感染。
※先天染色體異常，第五、七對異常。
※患唐氏綜合症。自體免疫性疾病。
※遺傳，有家族史。
※從事放射線工作，或易接觸放射線。

※從事化學工作，接觸化學染劑。
※曾接受過化學治療。
※亂服荷爾蒙藥物。

白血病分類

※急性骨髓性白血病：最常見，占5成，好發於成人，占75%～80%。男多於女，亞洲最常見，全球每年新增800例。
※慢性骨髓性白血病：好發於20～45歲。20%不會出現任何症狀。
※急性淋巴性白血病：好發於10歲以下孩童，兒童9成可痊癒，成人預後差。
※慢性淋巴性白血病：50歲以上老人較多，初期無症狀，病情進展慢。西方國家北美、歐洲常見，亞洲罕見。

白血病的雪花悲狀

※初期完全沒症狀。

※不明原因，持續或間歇性發燒。

※貧血。製造紅血球的母細胞減少，所有紅血球、正常白血球、血小板都明顯減少。

※發病2周內，癌細胞就增加1千倍。

※新陳代謝加速，不成熟白血球快速生成，白血球異常增多，由1～2萬，至30～40萬，甚至上百萬個以上。

※出血。口腔、牙齦、鼻子、消化管出血。

※皮膚、黏膜易瘀傷，皮下紫斑，月經量多，月經淋瀝不止。

※淋巴腺腫大，牙齦腫，脾腫大，肝腫大。

※腹部壓迫感，左腹痛好不了，體重異常減輕。

※經常反覆細菌、病毒或黴菌感染。

※面色異常蒼白，四肢無力，全身倦怠，夜間盜汗。

※易頭暈，運動時易喘，呼吸困難，呼吸急促性咳嗽。
※口腔痛，反覆喉嚨痛，小便時熾熱感。
※血中鈣離子過高，以致脫水，意識不清，昏迷。
※兒童易胸痛，心絞痛，氣喘，腿痛，骨痛。前頸項、腋下、鼠蹊部淋巴結腫脹不痛。
※關節痛，尤其是膝蓋痛。筋骨痠痛。

白血病的併發症

※嚴重腦出血，昏迷。
※胃腸道大出血，休克。
※正常白血球數減少，免疫力下降，易感染，感染後難痊癒。
※攜氧紅血球數很少，無法進行氣體交換，造成心、肺衰竭，全身缺氧，危及生命。

白血病的治療

※由於是全身造血器官發生疾病，無法手術治療。
※以放射治療、化療，全身治療爲主。輔助免疫療法，配合輸血，輸血小板。
※初期急性白血病，使用鮮血輸血，或使用抗生素治療。
※服抗癌藥，使血液或骨髓中的白血球細胞減少。
※標靶治療，支持性療法。
※骨髓移植，造血幹細胞移植。
※參加臨床試驗，嘗試新藥。
※安寧緩和治療。

白血病的預後

※不治療，生命僅能維持數周或數月。
※通常急性類型白血病，不會變成慢性型。

※白血病9成是急性，來勢洶洶。癌細胞會散布在腦、皮膚、牙齦。

※急性淋巴性白血病，20歲以上，5年存活率35%。20歲以下，5年存活率89%。小孩使用化療治癒率70%。

※急性骨髓性白血病，5年存活率27%。20歲以上，5年存活率24%。20歲以下，5年存活率67%。

※化療易引發腦部病變。

※60歲以下，化療後，5年存活率30%。

※若化療法失敗，易產生再發性死亡。

※白血病20%～40%易復發，復發後20%治癒率會減半，甚至再減半。

※骨髓移植，5年存活率50%。

※移植療法，服抗排斥藥至少半年，免疫力下降，易感染。

※末期，營養狀況惡化，導致死亡。

課員住院時，醫生先用點滴注射類固醇，抽骨髓檢驗，結果：

白血球145500／ul（參考值4000～10000／ul）

血小板10／ul（參考值15～45萬／ul）

紅血球166／ul（參考值女380～550萬／mm3）

血色素5.4／dl（參考值女11.5～18gm／dl）

醫生診為急性髓母細胞性白血病。醫生用點滴注射誘導性化療藥物，使骨髓功能恢復。住院期間，遭肺分枝桿菌感染，點滴注射抗黴菌藥、抗生素藥。皮膚出現皰疹，服抗皰疹藥，還有3種抗憂鬱症藥。

課員不堪化療的折磨，化療藥未打完，住院40天，硬吵著要出院。出院當天，再抽骨髓檢驗，結果：肺部已乾淨痊癒，骨髓內已無異常細胞，但基因染色體，仍有一對錯位。白血球2900，血紅素10.2，血小板25.1。出院後仍服抗生素，抗憂鬱症藥，甲亢藥。

課員逃得出醫院，卻逃不出魔掌，病魔死死抓著她不放，她全身幾近虛脫，寸步難行。一周後，勉强起身，來診時，包著頭巾，面色慘白，淚眼汪汪，眼神十分恐慌，見到我，第一句話：「醫生，救救我，化療太痛苦了！簡直是痛不欲生！」痛不欲生，還是很想活。

課員吃了抗憂鬱的藥，還是憂鬱得不能自已，頭暈得好像頭鎖在頸部的螺絲鬆掉了，支撐心臟的肌肉也鬆了，胸悶得慌，眼睛的瞳子走失了，腳的筋軟得站不住，走路不穩，腸胃有如大江東去的翻滾，總不肯接受食物。

針灸處理

我緊握課員的手，說：「惜惜哦，要加油！治療需以西醫為主，我做輔助療法。」說著，就先補下陷的陽氣，針百會穴。以備能承受後繼的針灸。

白血病很凶險，能使五臟崩潰，六經斷絕。骨髓出了問題，要找腎出面處理，腎主骨，腎主髓海，針關元、氣海穴。八會穴中，髓會絕骨，針絕骨即懸鐘穴。骨會大杼，點刺大杼、大椎穴。

造血功能出了問題，請出心、脾、肝、腎、衝脈來助陣，針內關、血海、三陰交、公孫穴。胸悶、心悸，針內關穴，因課員體弱氣虛，只針重點穴。之後，再處理其他問題。

血癌易感染，調節免疫系統，兼治皰疹，針風池、曲池、合谷、足三里、血海、三陰交穴。預防肝、脾腫大，針血海、三陰交、太衝穴。皮下多處瘀青，血小板不足，活血，補血，針血海、三陰交、足三里穴。白血病屬衛分腫瘤，太陽病，調衛氣，針百會、風池、曲池、合谷穴。

四肢無力，針合谷、太衝、陽陵泉穴。憂鬱到快活不下去，針太陽穴，由上注下，再由下注上，各一針。第4診後，課員較有體力，才加針視力模糊，針太陽、睛明、攢竹穴。補腎，調節腎上腺皮質激素，再加湧泉穴。每周針灸一次，另服水煎劑。

針灸二個月，課員檢驗指數：白血球2700，紅血球344，血色素11.9，血小板11.5。

針灸前5次，課員都由一位頭髮全白的先生扶著進來。針第6次，課員自己走進來，每次課員都成淚人兒，說自己快撐不下去了，整日躺床，意志消沉，要怎麼辦？

我輕柔的說：「妳以前那麼勇敢的接受命運的挑戰，獨自把孩子帶大，對辦公室主管的欺壓與不義，勇於抗戰，現在更要為自己的生命奮鬥。就算翻不了身的鹹魚，也要把命攥在自己手裡。」

「醫生，我真的很苦！」

「我知道妳真的很艱苦，難為妳了。其實，這些苦都是妳來世前，自己安排的。」

「怎麼會？誰要那麼苦的折磨？我怎麼自己都不知道？」

「也許妳為了成就某種功德，也許妳甘願承受祖先的業力，也許妳為了救誰，也許妳就差這些苦，妳的修行得以圓滿。下世前都要經過洗腦，洗去前世的記憶。

如果知道原委，妳就不覺得苦，也就沒有功勞，只有苦勞。就是因為不知道原委，所以妳才覺得很苦，才有功德。妳練習用甘願受的心態，看待病的煎熬，加油！加油！加油！」

下次回診，課員表情似乎不再那麼哀怨，可是身體的種種痛苦，皮包骨，還是快承受不了的訴苦著，不想做活死人。要怎麼解套？

「清晨醒來，把每一天，都當作生命的最後一天，都是珍貴的一天，感恩的一天。妳練習一下，把病身和靈魂分開，抽離出來，用第三者的眼光，看自己肉身的種種病痛，安慰自己，鼓勵自己。每個器官，每個細胞，都是有靈性的。」

「怎麼安慰自己？」

「跟自己說：『我知道妳很不舒服，對不起！妳要勇敢。』要常常和自己對話。把注意力轉移到美好的事，妳一路只顧向前衝，上帝每天免費送妳的禮物，妳從不看一眼，那美麗千變萬化的雲彩，那路旁堅韌的小草小花，到處充滿了生命力。」

有一天，課員主動說，住院期間，照顧她的是前夫，每次載她來看診的也是前夫。前夫就住在家附近，未再娶。

有些人的愛情，決定相守，心有不甘，決定分手，又後悔難堪。

這次課員生病，前夫極盡照顧，無微不至。好像要彌補十多年來的虧欠，患難見真情。上帝為她開了一扇溫暖的門。

課員轉變心態後，覺得病苦的折磨，好像就沒有那麼殘酷了，加上前夫細心呵護，情水的灌溉，課員的臉上，終於掛上了笑容。食慾增加了，可以外出散步了。

有一天，課員不再稱先生為「前夫」，直接稱「我先生」，而且說等她病好，她要幫助很多人。我聽了很感動，自己溺水中，還不忘救人，可惜夢想被病魔撕碎！

婚姻的春去，感情的春又來。

血癌的春來，生命的春又去。

救命的一笑

人生旅程，曲曲折折，峰迴路轉。怎麼一個笑，就改變一個人的一生呢？

一位83歲阿婆，從年輕時代，就時常胸悶，心悸，頭暈。吃藥時好時壞，總無法斷根。當阿婆出現診間時，瘦骨嶙峋，滿臉歷經風霜的皺紋，滿手深深的皺褶，每一個皺褶，褶的是人間滄桑，卻流露堅毅的眼神，和慈祥的目光。

人老了，多種器官都在衰退，雖然阿婆訴說心臟的不舒服，以她的年齡，卻還可以走路輕快，甚是難得。

針灸處理

老人家先補陽氣，針百會穴。心悸，心律不整，胸悶，針內關、間使穴。頭昏眼花，視力模糊，常流淚，針睛明、太陽、養老穴。吃飯，易腹脹，是心氣不足，和膽汁分泌不足，針中脘、足三里、陽陵泉穴。老人家顧好腸胃，加强心氣是基本重點。

看阿婆很怕針灸，唉唉叫，我就停了下來。但阿婆卻又示意，只要對她的健康有幫助，她都願意咬牙接受，因為她不想成為子女的負擔，聽了真叫人感動，母愛眞偉大啊！

繼續針，補腎，使心腎相交，延緩衰老退化，針氣海、關元穴。强筋骨，開四肢關節，針合谷、太衝、陽陵泉穴。阿婆面色有點蒼白，補氣血，針三陰交、足三里穴。調節免疫系統，針百會、風池、曲池、合谷、足三里、三陰交穴。

針灸完，阿婆的臉色馬上轉潤，眼睛也為之一亮。每一次針灸完，阿婆的食慾就增加。過後，視力還是很模糊，心悸日漸緩解。

日久，比較熟了，我跟阿婆說：「以您的心臟，可以從年輕撐到老，還在胸悶，心悸，應該不是心臟問題，而是心情、心境問題，老媽，您還好嗎？」

這一問，阿婆眼眶立即紅潤，淚珠子翻牆起舞，不知從何說起？生命的疤痕，好似被炸開，我握著阿婆的手說：「沒關係！一切都過去了哦！」阿婆感到醫生眞誠關心，每次針灸，就掀開一點塵封往事。

就這樣，斷斷續續，經過一年多的聆聽，我才勾勒出阿婆用風霜、滄桑的色筆，完成上帝的畫卷。

錦繡山河下，一位天眞活潑，聰明伶俐的女孩，生長在有錢人家。讀小學時，還沒來得及長大，父親就往生，母親因悲傷過度而病。為了女兒幸福著想，母親用重金，將女兒過繼給親戚扶養，女兒要用的讀書費、生活費、嫁妝費，都算給養母。

不久，母亡，女孩由富家女，變成窮家女。養母並未送女孩去上學，女孩反而成了童工，日夜操勞。

時光荏苒，女孩18歲了，到了桃花年齡，找了個婆家，成了少婦。新婚一年，夫婿被調往台灣任職，初有音訊，之後悄無聲息。此時少婦已有身孕，因擔心夫君安危，決定隻身前往對岸探個究竟。

遠方世界，很大很璀璨！眼前世界，很小很折磨！

村上有戶人家，聽說少婦要到台灣，就委託她，帶一個九個月大男嬰，交給在台灣的父親。於是，少婦攜子，千里尋夫，飄洋過海，顛沛流離，歷盡艱辛，終於找到了男嬰的父親，交付之後，請其父幫忙尋夫。

幾經波折，好不容易，探得少婦夫君的下落。結局竟是：夫君不知身犯何罪，已被押解遣返大陸，當少婦在海上經歷驚濤駭浪時，夫君正被槍決。一時五雷轟頂，晴天霹靂！單身少婦，舉目無親，何去何從？

男嬰之父在公家機關擔任課員，先將少婦安頓家中，做幫傭，煮飯，打掃，做家務。少婦將身上帶的金條，託課員代管。

課員詩人和藹可親，樂善好施，行俠仗義，謙恭有禮，為人正直，辦公一絲不苟，也很有見識。優點一大串，卻有個要命缺點，有盤龍之癖，好賭，一擲賭乾坤，常常十轉九空，賭輸就脾氣暴躁，對家人拳打腳踢。賭博危害甚於虎，籠中有虎，少婦虎口求生。

家有愛，就是港灣。家沒愛，就是牢籠。

有一次，課員之妻，回大陸省親，抱病未歸，終死於娘家。不久，少婦臨盆，產下兒子。過了一段時間，入主為家庭主婦，含辛茹苦撫育兩個男孩，生活沉重。物換星移，少婦所帶黃金變成家產，被先生賭光，她只好常向親朋借米借油，每天作牛作馬，還要飽嚐拳頭滋味，此恨綿綿無絕期啊！

少婦終於忍不住傷痛，帶著親生九個月大的兒子，來到河邊，萬念俱灰，淚雨滂沱，準備跳河自盡，一了百了。就在投河前一剎那，不捨的回頭看一下兒子。此時，命運踉踉蹌蹌，及時趕到。那個兒子朝著母親，一個笑，那麼純真無邪！那麼可愛漂亮！少婦猛然心頭一驚，瑟瑟顫抖！心想自己死了，兒子沒人保護，會不會餘生悲慘？想到此，緊急煞車，抹著眼淚，多苦多累也要撐下去！

阿婆說到此景，含淚的說：「是兒子救了我一命。」命是救回來了，運沒回來。

命運從來不是雪中送炭，而是歇斯底里的落井下石。

先生在外，如謙謙君子，在家如暴君，大男人主義。只要賭博輸了錢，雖然阿婆身懷六甲，照樣拳頭伺候。阿婆生產時，先生還在賭場中，昏天黑地，暢快的吆喝著。

先生前妻所生的男孩，撫養到15歲，怨恨後母的出現，致使其生母生病過世，就離家出走，了無音訊。少婦裡外不是人，多少淚水被秋風吹乾！

先生剛正不阿的個性，老是得罪人。君子報仇，三年不晚。小人報仇，一天到晚。先生被誣告為匪諜，關進監獄。白色恐怖籠罩，全家頓時失去生活依靠。

嗷嗷詩哺的六張年幼小嘴，阿婆不眠不休的工作，養家糊口。早上臨盆，次日就背著嬰兒下田工作。時不時，還遭受「外省人本省人情結」的火花衝擊，那不是一個「苦」字了得！

8個月後，先生平反，無罪釋放，舉家遷移到偏僻鄉村，住茅屋，重新打拚。

先生改頭換面，勤勤懇懇，終於把孩子拉拔長大。先生每每叮嚀孩子，要孝順母親，這個家多虧了一個偉大的母親，才得以存活，才像個家。

子女們長大，都到外地工作，也都暗地認為老媽偏心疼愛長子。誰知道那是親情，加一份恩情所致。

二老，原準備清閒養老，但天不從人願，先生得了嚴重老人痴呆症，隨地拉屎拉尿，六親不認，脾氣火爆，整天罵人，摔碗盤，晝夜不分，有時半夜跑到山上，找不到人，還勞動警察、村民幫忙找人。阿婆獨自一人，老人照顧老人，就這樣煎熬了5年。

我語重心長的說：「老媽，您眞偉大！難怪您常胸悶心悸，人世間的苦澀，您都嚐盡了，也都盡力了，老伴也走了，心也該放下了。餘生無多，好好過日子哦！」

水的清澈，不是不含雜物，而是懂得沉澱，空明虛靜。

一生過後，誰是焦急的牽掛？誰是轉身的天涯？

阿婆的一生，簡直比電影還曲折迂迴，令人唏噓不已！之後，阿婆定期針灸吃藥，已很少心悸、胸悶。子女都很孝順，輪流回家陪老媽，阿婆得以安心頤養天年。

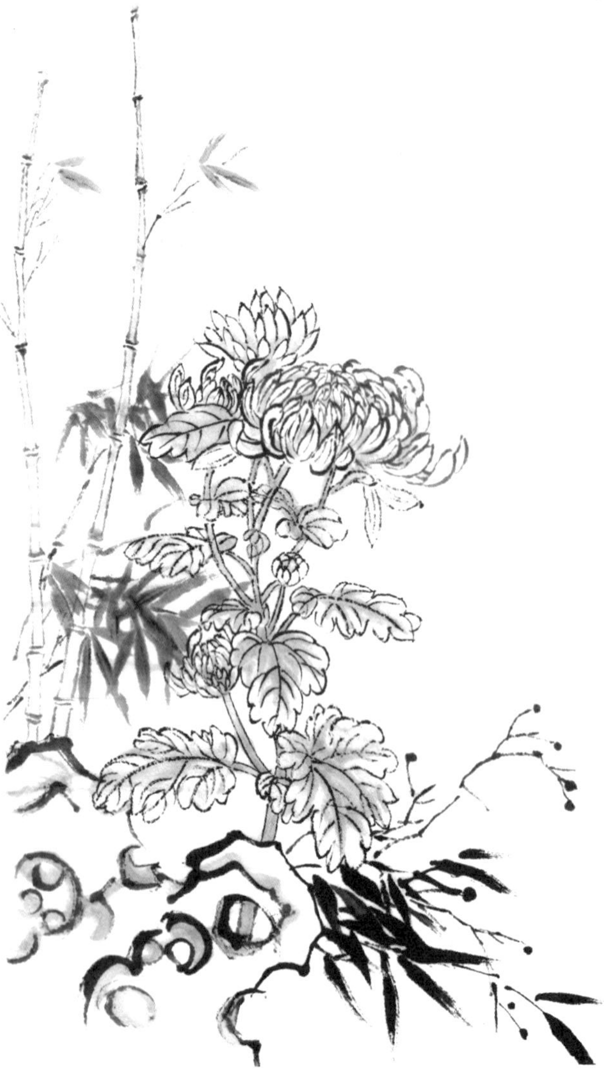

兩兩巫峰最斷腸

《黃帝內經》說到女人：「五七，陽明脈衰，面始焦，髮始墮。」也就是說，女子到了35歲，是生理最鼎盛時期，然後就盛極而衰。現代女性很會保養，40、50歲了，仍然可以光鮮亮麗。

一位35歲女孩，住在南部，原本在服務業工作。近半年來因為胸部出現變化，而退出職場，專心養病。到底生什麼病？這麼年輕，就嚴重到要放下工作來治療。

當女孩出現在診間，一雙水汪汪的大眼睛，非常美麗動人，臉若銀盤，唇不著色而紅，眉不畫而彎，身材勻稱姣好，肌膚似雪，好像從畫中走下來的，渾身散發出女性的魅力。

陪女孩來的老媽，白髮蒼蒼，面色枯槁，愁容滿面，神色凝重，母女成天壤對比，有如一朵鮮花掛在枯枝上。

女孩說，她是來看乳癌的。哦哦！那麼年輕就得乳癌，青春正盛，雌激素正處高峰時期，一陣不祥之兆，立即湧上心頭，感到莫名的悲傷與不捨！當我檢視女孩的乳房，除了震驚之外，還是震驚！目瞪口呆，這不是一般的乳癌，真的很不妙！

只有半年的時間，女孩原本豐滿的雙峰乳房，就變成飛機場的跑道，有如被巫婆詛咒，右胸扁平深咖啡色，根本就沒有乳房，只有近黑咖啡色的乳頭掛在右胸上，好像一顆快爛的葡萄，掛在被火燒的焦枝上，令人不寒而慄！外形摸不到腫塊，觸診只有胸骨和胸肌，這是什麼型的乳癌？是很惡性的HER2型乳癌。

乳癌依病理分類

※侵入性乳管癌，占90%。

※乳小葉癌，占5%。

※其他，很少見，例如化生性乳癌。

乳癌依癌細胞分類

※管腔A型：占50%，可用手術、荷爾蒙療法，預後較好。

※HER2型：占20%～25%，用化療、標靶藥治療，易復發，易遠處轉移。在亞洲，特別是中國，比例較高。

※三陰性型：占15%，只能用化療，無法使用標靶藥、荷爾蒙療法，最難治，最易復發，預後差。

※管腔B型：介於A型及三陰性型，可用手術、荷爾蒙療法、標靶藥治療。

HER2型乳癌魔樣

※HER2是第二型表皮生長因子受體蛋白的簡稱。

※是帶有過量的HER2蛋白，增强了傳遞給癌細胞的生長訊息，促進癌細胞加速生長及分裂。

※平均每4位乳癌患者，就有一位HER2型。

※1～2公分小腫塊，無淋巴轉移者，3年復發率13.3%，比其他同樣小腫瘤，風險高3倍。
※只要轉移淋巴，不論腫瘤大小，術後都要接受HER2標靶輔助療法。
※較惡性，復發率高，預後不良。

針灸處理

這麼嚴重的乳癌，要從哪裡下手？35歲前的乳癌，治從少陽，針外關、陽陵泉穴。先鎮靜，提振士氣、戰鬥力，針百會、神庭、印堂穴，兼通督脈。癌細胞兇猛，火勢熾烈，陰陽逆亂，針外關、陽池、太衝穴。患處一片焦枯，活血，去瘀，針內關、血海、三陰交穴。

免疫防禦系統幾近瓦解，針風池、曲池、合谷、足三里穴。預防轉移淋巴系統，針曲池、肩井、天泉、天府穴。解毒，針築賓、血海穴。以土蓋火，針足三里、三陰交穴。女孩第一次針灸，先針重點，其他隨症治之。每周針灸一次。

針灸完，女孩臉色明顯轉潤，人也較輕快，胸部的緊脹鬆了一些。第2診，很驚訝的發現，焦枯的胸部，竟轉成較鮮活的咖啡色，晚上女孩可以睡一下覺了。雖然有改善，但我建議女孩，要給西醫處理，這麼惡性的乳癌，我的功夫不夠，怕耽誤病情。女孩卻猛搖頭，說不想給西醫看。

第3診，女孩的焦土，雖又紅潤些，但右乳房的硬度範圍卻擴大，癌化正在蔓延。我還是强烈建議女孩，要給西醫處理，我只能做輔助療法。女孩立刻淚如泉湧，說她看到被西醫治療後的患者，慘不忍睹，痛不欲生。她很害怕，不想步她們的後塵。

我安撫女孩說：「至少妳可以活著啊！」說完，自己也感到無比的傷痛和無奈！

越害怕的事，就越會發生。第4診，女孩的癌化就開始從右乳，轉移到左乳頭附近，癌化的左乳不是突起腫塊，而是變成咖啡色粗糙的硬塊，有如活嫩嫩的組織，被水泥灌注而變硬，成硬土、焦土，更像火山爆發後，岩漿侵蝕後的岩土，很可怕！

而且女孩開始感覺到癌性疼痛。同齡的女孩，正在青春中歡唱，而她卻在青春裙角下，一把鼻涕，一把眼淚！青春來日方長，卻不長。女孩還是硬骨頭，不肯接受建議去給西醫看。

我怕女孩舟車勞頓，介紹了南部針灸大師，請她去治療，女孩去了2次，就不願再去了。

癌細胞簡直是坐直升機來的，第5診，女孩右乳頭分泌出少許膿液，此時右乳全部淪陷，整個乳房都是硬梆梆的，好像穿上鐵甲。女孩的右臂有點緊，我擔心癌細胞，已擴張勢力範圍到淋巴系統了，左乳癌化範圍繼續擴大。

第6診，癌殺手就攻陷整個左乳，左乳房變成珊瑚礁，全是咖啡色，硬如焦石一片。還來不及喘氣，癌魔就讓人喘不過氣來，可憐的女孩還在頑强的奮戰，我每天都在為她祈禱。

第7診，癌魔有如乘坐飛碟，說來就來，進攻女孩右臂，從一條硬塊，到第

8診，就變成整肢右手臂，全腫又硬又脹，癌性疼痛向上加碼，有如凌遲，加上靈性痛，女孩痛得撕心裂肺。

我眼睜睜的看著，乳癌惡性的超快速度，在啃噬年輕女孩的身體，一朵美麗盛開的花朵，在眼下極速凋萎。我非常心疼，每次都撫握她的手，除了惜惜，請她加油外，還是勸她到西醫那裡處理，至少可以拿到止痛藥，或嗎啡片來止痛。

女孩的媽媽，雖然每次陪同來診，都是一語不發，面無表情。我請她多給女兒安慰打氣，老媽還是無動於衷的面具臉，沒有回應。

親情有多溫暖，就有多冰冷！可能是老媽悲傷得無法排解。有一天老媽的血壓竟飆到200，之後3次針灸，都是女孩獨自來診。是命運捉弄女孩？還是女孩捉弄了命運？

之後，女孩就沒有再來診了。在海闊天空下，一個青春正盛的女孩，所灑下的淚珠，留在心裡璀璨，撐起一個堅强的泡沫！

一雙明月貼胸前

醫生常是少女夢中的白馬王子。能嫁醫生是理想歸宿，享受錦衣玉食，穿金戴銀，從此過著幸福快樂的日子嗎？騎白馬的一定是王子嗎？婚前挑三揀四，婚後發現不三不四。

一個盛大華麗的婚禮，在一個豪華的飯店舉行。28歲的新娘身材高挑，五官輪廓明顯，眉若遠山，大眼睛，大嘴巴。嘴大吃四方，臉大吃八方，一副貴婦相。在婚禮的紅毯上，父親牽著女兒的手，交到醫師新郎手中，天造地設一對新人，一切光耀奪目，不知羨煞多少人。

婚宴上，新娘換上晚禮服，光鮮亮麗，美艷動人，尤其是突顯的豐滿雙乳峰，有如一輪明月貼胸前，風情萬千。老天賦予一個人美麗，背後附帶昂貴的天價。花開就是為了綻放，不是為了花落。

花開在哪裡都是芬芳，花落在哪裡就是歸宿。

一場風風光光的婚禮之後，有誰知道醫師娘要承擔什麼風險？需要說話得體，打扮得宜，進退有節，心裡還要撐得起一艘船，乘得起長風，破得起萬里浪。

幸福是什麼？是能讓人笑著哭，又讓人哭著笑的情懷。誰在愛情裡哭泣？為何愛情不屑一顧的揚長而去？

婚前奢望愛情天長地久，婚後要看感情能撐多久。婚前過著看不到底的日子，婚後過著一眼見底的日子。要如何過日子，而不被日子過？過感情，可以不卑不亢，但必須懂得謙讓。過家庭，可以保持尊嚴，但可以不要面子。日子過得怎樣？身體會給答案。

有一天，已42歲的醫師娘，發現自己引以為傲的乳房，右側有硬塊，去醫院檢查，結果是乳房惡性腫瘤1公分，乳癌初期。醫師娘不想開刀，經過幾番的折騰，幾家診所的治療，最後來診。

當醫師娘出現診間時，衣著大方，說話簡潔，眼神銳利，面色穩重，沒有得癌的恐慌，那麼淡定，那麼從容得有點不正常。

針灸處理

35～42歲乳癌，治從陽明，針合谷、足三里穴。不管醫師娘的表情如何鎮靜，那個乳房在宣示：心裡糾結一團。做為醫師娘，壓力一定不小，用鬱金，針神庭、印堂穴，兼開胸氣。乳房有瘀積，要強心，除胸腔瘀阻，心陽不宣，用柏子仁，針膻中穴。

醫師娘脈弦滑，舌兩側腫大，肝經疲憊，可能醫師娘一直在壓抑自己，乳頭屬肝，疏肝，用青皮、川楝子，針陽陵泉、三陰交、太衝穴。醫師娘說話聲有痰音，乳房腫瘤亦屬痰核流注，痰積，皮裡膜外之痰，用栝蔞仁、白芥子。又乳房屬胃，乳癌的無菌性炎症，屬陽明，用蒲公英，針足三里、豐隆穴。

乳癌是太陽少陰太少兩感症，長在皮下，屬太陽，用麻黃發表。乳腺內腺泡，屬腎，激素系統，乳腺小葉屬腎，腎陽虛，用鹿角膠，針風池、關元穴。催乳激素高，經量少，用懷牛膝，針血海、三陰交、太衝穴。

調節免疫力，提升戰鬥力，針百會、風池、曲池、合谷、足三里、三陰交穴。乳癌，針肩井、膺窗、乳根、中府穴。腫瘤，需活血化瘀，針血海、三陰交穴。活血易破氣，補氣，針百會、足三里穴。

每周針灸2次，另服水煎劑，特別交代應注意事項。

特別囑咐：禁用含雌激素，會美白的保養品、保健品。

禁食：木瓜，蜂蜜，蜂王漿，酒。

右側乳癌，大多與感情有關，治病先治心。我問醫師娘：「先生對妳好嗎？」她抿著嘴，很克制的，很謹慎的，等了一下，才回答：「還好。」

話雖如此，她的眼神閃著淚光，使勁的洩漏了她的底，她在說謊，或者不願私事對醫生說，也許對醫生還不熟，多所保留，或許已習慣了獨吞烈酒的苦澀。

多少愛情，敵不過歲月的摧殘，擋不住現實的殘酷。愛有多甜，心就有多痛，胸前明月墜落深淵！

針灸2個月後，才知道醫師娘，春雨當酒，秋風當歌，一壺歲月，就這樣帶走了風華、青春、美貌。長江後浪推前浪，一位新人換舊人。三人行，必有一人多餘。煙花易冷，人事易分。最後，醫師娘放愛一條生路，沒有吵鬧，沒有紛爭，簽下離婚協議書。

最初的愛情有多燦爛，最後的分手就有多黑暗。

命運是個雙面俠，很喜歡錦上添花，更喜歡雪上加霜。

調理半年，醫師娘乳癌腫瘤變小變軟，幾乎以為是痊癒了，可以轉成慢性病來調理。因為她母親身體有恙，回東部去照顧老媽。離了婚，更感到娘家的溫情，天倫的濃情，放飛一切，好不快哉！醫師娘一待，就是3個月，沒有吃藥，沒有針灸。

3個月後，回診。我驚訝的發現，醫師娘的腫瘤變大了，原沒有紅腫的患處，卻出現了瘀青色。短時間內，變化那麼大，怎麼會這樣？這3個月，到底她經歷了什麼事？又找了其他醫生，做了什麼樣的治療？

醫師娘一向謹小慎微，從不肯輕易透露自己的任何狀況，口風很緊，有時候我也愛莫能助，於是，介紹一位易理針灸大師給她，請大師幫忙為醫師娘解套。

大師問醫師娘：「妳有結婚嗎？」當大師聽到她說：「已離婚時。」大師竟然鬆了一口氣？？？才說：「還好！妳離婚了，否則，妳先生會被妳燒死。」

醫師娘滿臉錯愕！她從沒有過要害丈夫的念頭，她只是成全先生的意願而已。大師說：「妳的命盤，五行中火太旺，旺得把先生燒焦。」到底誰燒誰呀？天下沒有無緣無故的相遇，無相欠，不相見。

醫師娘的家人，堅持要她到西醫做手術。臨走前，我輕輕的說：「人生苦短，餘生不知有多少？不要再與過往糾纏。不要和過去，過不去，因為它已經過去，也不要和未來，過不去，因為妳還要，過下去。一切都會，過去的。輸掉了婚姻，不要再輸掉自己。」

最後，我祝福她手術順利，醫師娘微笑的點頭後離去，踏上茫茫人生另一個階段的旅程。

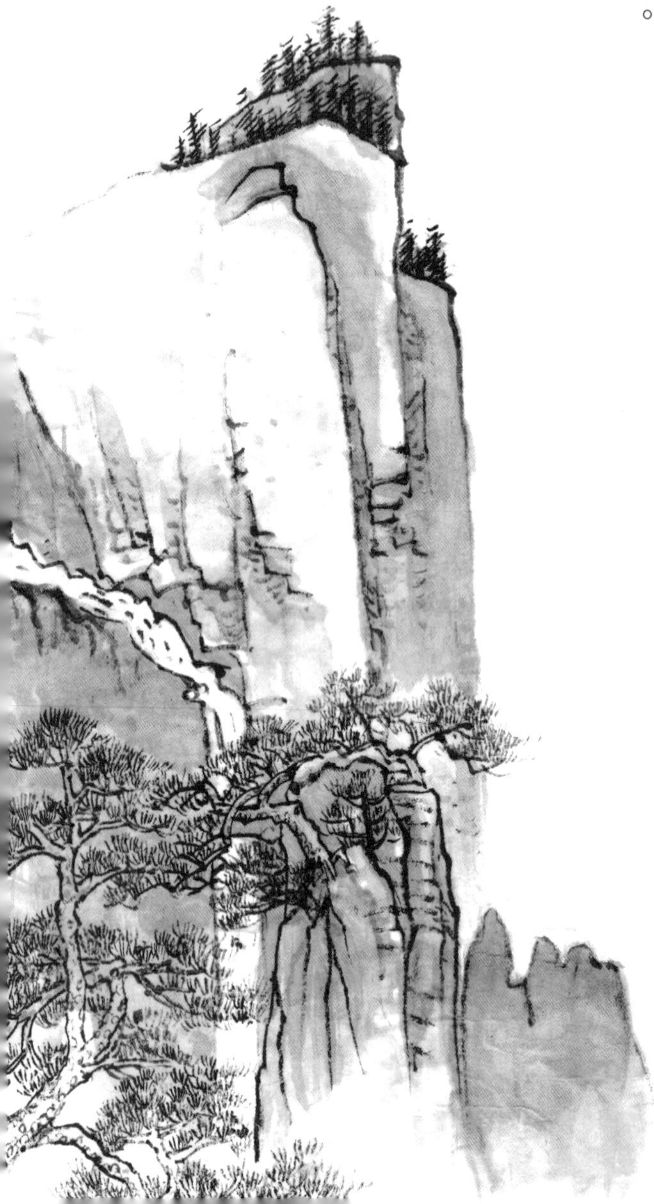

肺活亮點在心頭

人到60歲了，經歷一甲子的風風雨雨，接下來，人生的路要怎麼走？準備養老嗎？上帝會送什麼樣的里程碑來？

一位58歲女士，生有一女。因先生外遇，早年離婚後，就一直單身。時常扶著一位60歲的老哥來看診。老哥嗜酒如命，已喝到酒精中毒，手抖，身體抖，走路搖搖晃晃，視力模糊，聽力受損已重聽。女士細心照料，看上去手足情深。

女士看到老哥的身體很有進步，雖然自己身體諸多不適，就是不敢針灸，更不敢吃中藥。直到有一天，女士肩膀痛得不行，在西醫復健，拉脖子，在中醫推拿，都不見好轉，才不得不硬著頭皮來針灸。

每次針灸，女士都緊閉雙眼，不敢看到針。還雙拳緊握，緊張得無法自己。

我請女士放鬆，她就是放鬆不了，筋緊肉緊，針氣難達病所。針了4次較舒服了，人就立刻不見蹤影。

2年後，60大壽，生日剛過，女士滿臉浮腫，眼神極憂鬱，如喪考妣，好像天都要塌下來，我問：「妳還好嗎？」話音剛落下，女士的臉扭曲，淚珠在眼眶裡快轉，強忍，仍忍不住內心的悲痛，不一會兒，潸然淚下。

我輕握女士的手，說：「妳慢慢說，怎麼了？」

女士顫抖的吐字：有一天，她吸不到空氣，很緊張，去掛急診。醫生經過一連串檢查，宣布結果：女士右肺部長腫瘤8公分，已轉移到腦部，肺癌第四期。女士從沒抽過菸。

醫生說腫瘤太大，無法開刀，直接做化療。生命期約剩半年，一年，頂多兩年。我算了一下，距醫生的診斷已過了一年，還有多少時間可琢磨？

女士擦了擦眼淚說：「我可以坦然面對癌症，可以接受化療，也可以準備迎接死亡。可是我化療後，全身無力，疼痛，吃不下，很痛苦，才想起了醫生，請醫生救救我！我不怕死，只怕痛。」說完，又是梨花帶雨，泣不成聲！

我一邊拿衛生紙，幫女士擦眼淚，一邊說：「大姐，妳早該痛哭一場，什麼事妳都撐著，扛著，不敢自己快樂，不敢釋放情緒，為了家，犧牲青春，最後把健康和生命一起陷入火海。」

轉個語氣，我說：「不要管醫生給妳的生命期限是多久，當作參考。妳是妳自己最好的特效藥，妳也是妳自己最好的醫生。妳堅强，免疫系統就會堅强，我助妳一臂之力，一起為生命奮鬥好不好？期許和頑皮的癌小孩和平共存。妳還是要配合西醫處理。」

生死關頭，人不得不翻天覆地的改變，女士從此欣然接受針灸，也接受服水煎劑。

肺癌景觀

※2021年，肺癌連續42年，蟬聯癌症死因第一名。

※台灣肺癌發生率，高居全球第15名，位列亞洲第2名，僅次於北韓。成為

新國病，取代肝癌，成為新「癌王」。

※台灣女性肺癌發生率，占全球第8名。近10年漸年輕化。

※台灣女性肺癌發生率特別高，好發於40歲以上女性。

※國內每年有1萬5千人患肺癌。

※台灣每年超過9000人死於肺癌。

※肺癌占男性死因第二名。

※肺癌占女性死因第一名。

※2019年，台灣肺癌死亡人數，成長近6倍。

※肺癌確診時，1/3患者已晚期，多三、四期，轉移速度快，死亡率高。

※2018年，台灣吸菸率降6成，肺癌卻增加4倍。

※肺癌占健保支付費用最高，晚期發現率最高，死亡率最高。

※2018年，國健署資料，男性肺腺癌占率增至58%，女性肺腺癌占率增至88.1%。

肺癌起因

※亞洲人基因，約有10多個基因突變，可能造成肺癌。

※肺癌好發亞洲族群。

※華人特別容易得肺癌，相較於歐美族群。

※家族史。

※環境因子，職業暴露於石棉、放射性物質、亞硝胺化合物、氡氣。

※空氣污染，台灣細懸浮微粒PM2.5濃度，長期超標，中南部尤甚。

※70%女性肺癌原因不明。

※90%女性肺癌不吸菸。

※30%～40%男性肺癌不吸菸。

※小細胞肺癌與吸菸關係非常密切。

肺癌種類四分法

依病理組織分類：

※肺腺癌占76%，多有基因突變。

※小細胞肺癌，占5%～6%。

※大細胞肺癌，占7%。

※鱗狀細胞肺癌，占7%。

肺癌種類二分法

※小細胞肺癌，占15%。

※非小細胞肺癌，占85%。再分肺腺癌，大細胞肺癌，鱗狀細胞肺癌。

肺癌分期

※0期：肺有毛玻璃狀結節，沒有腫瘤形成。

※一期：腫瘤生於肺內。原位癌。腫瘤最大直逕，不超過3公分。
※二期：腫瘤已轉移到肺門淋巴結，腫瘤最大直逕，已超過3公分。
※三期：腫瘤已轉移到縱膈淋巴結，或食道、胸膜、胸壁、心膜、膈膜。
※四期：腫瘤已轉移到對側肺、脊椎骨、腦、肝、皮膚。惡性肋膜腔積液。

肺癌症狀

※初期無症狀。
※久咳吃藥不癒，咳血絲，咳血。
※無來由呼吸不順，呼吸急促，易喘，可能肺積水。
※吃不下，吃不多就飽了，體重減輕。
※發燒，常生病，尤其是肺部疾病，肺炎，支氣管炎。
※胸悶，胸痛，身體疼痛。
※頸部、鎖骨淋巴結腫大。

※疲勞感，癌細胞耗掉養份之故。

※腫瘤轉移到腦，致頭痛，頭暈，噁心，嘔吐，類似中風，癱瘓，單側肢體異常，半邊肢體無力，語言受阻，癲癇，失智，幻覺，幻聽，耳鳴。

※腫瘤轉移到脊椎，致頸背痛，麻木，僵硬，腰痠背痛，四肢突發性無力。

※腫瘤轉移到縱橫腔淋巴腺，致聲帶麻痺，聲啞，或吞嚥困難。

※腫瘤轉移到心膜，致心包膜積水，心悸，心律不整。

※腫瘤轉移到肝，易營養不良，體重減輕，抵抗力下降，感染率上升。

※腫瘤轉移到骨，致筋骨痠痛，稍運動即骨折。

※肺癌中晚期，腫瘤侵犯神經，出現無法忍受的疼痛，吃藥無法止痛。

※肺癌末期，咳劇，無藥緩解，無力咳嗽以致窒息。

※肺癌晚期，體溫過低，喪失基本生存技能。

※肺癌晚期危兆：腳腫，面腫，全身水腫，腎功能衰竭，惡病質。

什麼是惡病質

惡病質是體重六個月內，下降10%以上，合併以下症狀：

※肌肉萎縮。活動力下降。

※厭食，易飽，倦怠無力，面蒼白，貧血，消瘦憔悴。

※電解質不平衡，蛋白質合成下降，脂質合成下降。

※血糖不穩。看去皮包骨。

※細胞外液增加，細胞內液減少，心臟肌肉組織減少，憂鬱。

※癌細胞使身體釋放大量發炎物質，使代謝分解速率，高於代謝合成，以致易感染，栓塞，心臟衰竭，死亡危險。

※癌症患者30%～87%有惡病質症狀。

※22%病人死於惡病質，而非死於腫瘤。

肺癌治療

※手術切除：宜肺癌一、二期切除肺組織，淋巴結廓清。

※化療：宜肺癌三、四期，無法切除腫瘤。小細胞肺癌。手術後轉移或復發。

※放療：宜手術前，使腫瘤縮小。手術後，殺死殘留癌細胞。手術後轉移或復發。

※標靶治療：針對基因突變，抑制癌細胞內的腫瘤基因。

※免疫治療：宜肺癌第四期，為新療法。作用於識破癌細胞的偽裝，協助活化免疫系統辨識，並消滅癌細胞。每次費用約5～15萬。

※安寧緩和治療：有1/3肺癌患者，直接接受安寧緩和治療，減少治療副作用。改善生活品質，延長生命。

肺癌預後

※肺癌一期，平均5年存活率，術後有放化療76%。

※肺癌二期，平均5年存活率，術後有放化療47%。

※肺癌三、四期，平均5年存活率，低於18%，有放化療30%。

※肺癌晚期不治療，存活期3～4個月。

※非小細胞肺癌，5年存活率，第一期84.3%，第二期43.8%，第三、四期6.9%。

※手術風險：全身麻醉風險，感染，出血，穿出胸壁致氣胸，心臟疾病，腿部產生血塊。

※肺癌腫瘤1公分，手術切除後，治療率85%～95%。

※肺癌腫瘤2公分，手術切除後，治療率70%～80%。

※標靶治療有半數患者，一年內出現抗藥性，易腦轉移。

※肺癌較易轉移骨、肝、腦。

※肺癌轉移到腦部，未治療，存活期1～2月。放療，可增加3～6個月。

※肺癌骨轉移，發生率30%～40%。

※肺癌轉移到骨，存活期約6～8個月。出現骨骼併發症，平均存活期6個

月。

※廣泛性小細胞肺癌，治療後平均存活期6～8個月。

※局限性小細胞肺癌，治療後平均存活期14～16個月。

※肺癌二期以後，經手術治療，存活期一般不超過2年。

針灸處理

依臨床研究，肺癌轉移到腦，預後很不樂觀，後遺症一大串，生存期短。需步步為營，盡人事，聽天命。吳雄志教授提出，腫瘤的基本病因：是一種毒、熱、痰、瘀、虛的總結。

肺癌，先點刺大椎、肺俞、心俞、膈俞穴，快速提插3～5下，再針中府、膻中、內關、太淵穴。腫瘤多痰瘀互結，瘀是一種高凝狀態，腫瘤常是水血互結，血不利為水，水不利為血，化瘀，針血海、三陰交穴。

腫瘤是永不痊癒的傷口創傷，可能是持續性無菌性發炎，或大量腫瘤相關炎症，誘發腫瘤生長。癌細胞模擬人體創傷過程機制，使身體釋放大量發炎物質，是熱毒，且痞堅之下，必有伏陽，針曲池、合谷、外關穴。

癌症多有痰積，痰性流走，易轉移，針中脘、豐隆穴。腫瘤的毒，會惡性生長，解腫毒，針築賓、湧泉穴。肺為嬌臟，惡寒，防風寒邪入侵，以免加重病情，腫瘤體質較虛，多表虛，針百會、風池、曲池、合谷穴。

癌症因虛致實，腫瘤為求永生，不斷的進展。病久而虛，引起免疫系統紊亂，免疫可扶正袪邪，抑制腫瘤發展；亦可扶正增邪，促進腫瘤生長。腫瘤也是全身性疾病，局部表現。調免疫系統，採平補平瀉，針百會、風池、曲池、合谷、足三里、三陰交穴。

女士常頭痛、頭重、頭暈，針百會、率谷、風池穴。視力漸模糊，針太陽穴，兼安神。頸項强緊，針風池、攢竹穴，兼治背痛、視力差。女士全身無力，步伐沉重，針百會、合谷、陽陵泉、足三里、太衝穴。

預防腫癌轉移到腦，所產生後遺症：癲癇，中風，失智，幻覺，耳鳴等症，針百會穴，2針齊刺，3針齊刺，2針對刺，輪用，加頭維穴。腦轉移，另請女士自行，用艾灸百會、長強、會陰穴。臉常覺得緊緊的，針迎香、下關穴。

一到下午就累得不行，中氣下陷，陽氣難出表，針百會、關元、氣海、足三里、三陰交穴。癌性乏力，多因化療肝損傷，加肝氣鬱結所致，針太衝、三陰交穴。癌症化熱傷陰，且清熱也會抑制氣化，針三陰交、足三里穴。

腫瘤離不開少陽，多有腫瘤人格，抑鬱，默默。心情特別不穩、不安、煩躁時，用1.5寸針，針內關穴沿皮刺、太陽穴沿皮刺、三陰交穴沿皮刺，針尖到位後，稍退，再沿皮刺，皆向下行方向刺。

化療後，白血球特別低，針絕骨穴。化療後，白血球、紅血球、血小板皆低，針內關、外關、絕骨、太谿、太衝穴。腎經太谿穴有類激素作用。

化療後噁心，欲嘔，針內關、外關穴。化療後食慾差，針中脘、足三里穴。半年後，出現右側手麻腳麻，針風池、外關、合谷、風市、陽陵泉、太衝穴。每次隨症加減，穴位輪用，一周針2～3次，另服水煎劑。

每次針灸完，女士精神就好很多。家裡有請幫傭每天來打掃、煮飯，女兒在北部上班，每次女兒回來看望老媽，女士反而累癱了，又不敢叫女兒少點回來，或早點走，自己想要多休息，喜歡安靜，怕吵，獨自與病魔相磨，生死與共。

女士自己走路都有點吃力，還帶鄰居80歲的老伯、78歲的阿婆，夫妻倆來針灸。每次門診，她要扶著步履蹣跚，寸步難行的老伯。我見狀，請老伯走路要拄拐杖，比較安全。老伯硬是不肯拿拐杖，還理直氣壯的說：「那樣很難看，我才80歲而已。」

我對女士說：「妳自己泥菩薩過江，還熱心於幫助鄰居。要勇於拒絕，超過自己能力的事。」女士說鄰居是她介紹來針灸的，老伯以這個理由，硬要女士陪他們二老來。二老的兒女都在外地工作。遠親不如近鄰，同是天涯淪落人，可是女士的生命比老伯還要搖曳啊！

有一天，女士眞情告白，婉拒帶鄰居來看診。就這樣，春去秋來，不知不覺，女士針灸吃藥，已過了一年，已超出醫生給的生命最後期限。越不怕死，生存期越長。女士除了人很容易疲倦外，雖吃不多，卻吃得下，睡得著，沒有什麼重大不舒服，沒有病容，生活一切都還能自理，時間到就來針灸。

境來不拒，境去不留，肺活亮，點點在心頭。

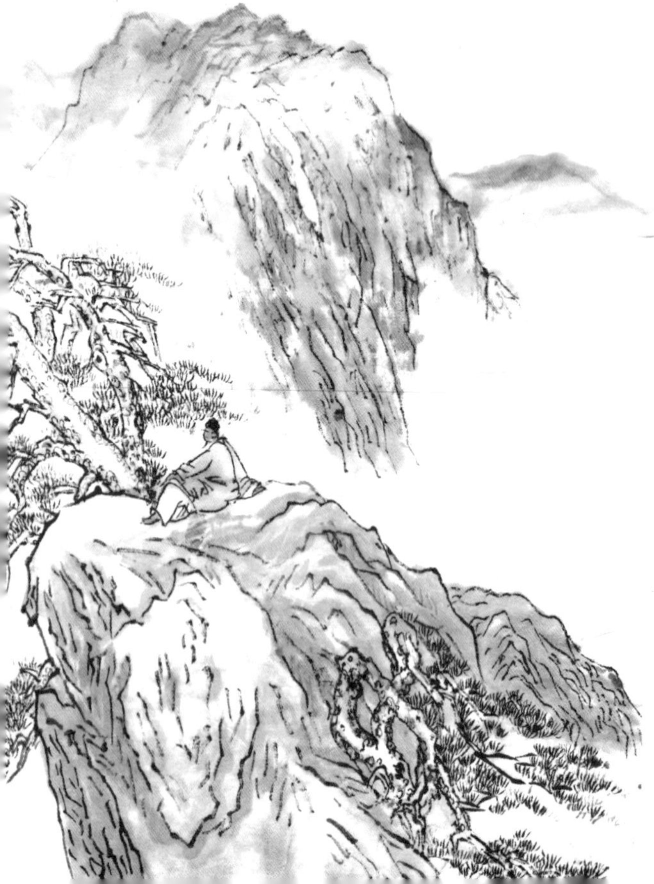

小鹿兒心頭猛撞

童年，是大部份人最難忘的記憶，且看：

唐．白居易《池上》：「小娃撐小艇，偷採白蓮回。」

宋．辛棄疾《清平樂》：「最喜小兒無賴，溪頭臥剝蓮蓬。」

宋．黃庭堅《牧童詩》：「騎牛遠遠過前村，短笛橫吹隔隴聞。」

童年的點點滴滴，從不隨著歲月流逝而流失，依舊鮮明活在記憶裡。尤其一位4歲男童的父親，看著幼年的兒子，長得和自己一模一樣，簡直就是自己兒時的翻版，特別疼愛有加。兒子聰明活潑，像小鹿一樣蹦跳，有用不完的精力，屁股三把火，片刻不得安坐。

有一天，兒子咳嗽，爸爸帶去看醫生，說是感冒了。可是吃了感冒藥，咳嗽不但沒好，還咳得更厲害。換了兩個醫生，兒子咳嗽依然毫無起色，竟演變成劇咳不止，呼吸不順。怎麼咳嗽可以咳成這樣？一個月了，爸爸很擔心，帶去大醫院看。

醫生幫小男生照X光，查看肺部有什麼問題。這一查，不得了！醫生說寶貝兒子得的病是：縱膈腔兒童神經母細胞腫瘤。這是什麼病？聽都沒聽過。當醫生進一步解釋說，這是一種惡性腫瘤，已經是第四期，末期了。

爸爸聽了，簡直是晴天霹靂，差點當場暈倒。爸爸無法接受，一個月前，兒子還活蹦亂跳的，怎麼一下子就宣告癌末了，兒子還沒長大啊！小鹿兒心頭猛撞，心如刀割，才4歲而已！太殘忍了吧！老天啊！！！

果然，惡病來勢洶洶，兒子很快就肚子以下沒知覺，用手捏腹部以下肌肉，完全無感，但有時卻會喊肚子裡面痛，無法自己大小便，腰以下全癱，無法走路。一下子，全家頓入混戰狀態，全慌了，也全亂了，手忙腳亂，不知所措。

兒子隨即住院治療，再詳細檢查，結果是癌化已轉移到腰骨。

什麼是兒童神經母細胞腫瘤

※是常見的小兒顱外固態惡性腫瘤。
※是一種生長快速的癌症，在兒童癌症中，最難纏，療效差，預後差。
※是僅次於白血病，腦瘤，為兒童癌症中，位列第三名。
※男多於女，一般多在5歲前發病，極少在10歲後發病。
※5%在2歲前發病。75%在4歲前發病。90%在10歲前發病。
※台灣每年約新增30～40個病例。
※約每7000個小孩就有1人得此病。
※在兒童癌症死亡原因中，占15%。

兒童神經母細胞腫瘤病因

確切發病機轉，至今不明，推測：
※交感神經系統細胞，在胚胎發育過程中，產生突變，或癌化。

※源於胚胎交感神經系統，神經脊細胞的惡性腫瘤，屬於神經內分泌性腫瘤，好發於兒童。

※發病分佈：腎上腺，有交感神經的部位。

※常見發病部位：腎上腺，顱內，眼眶，頸，胸腔，腹腔，盆腔的神經組織。

※65%源於後腹腔。

※大齡兒源發於腎上腺，占40%。嬰兒源發於腎上腺，占25%。

※10%患兒原發部位不明。

※台灣患兒，好發於腎上腺，早期發現不易。

兒童神經母細胞腫瘤症狀

依發病部位，症狀各異：

※顱底骨頭：上眼瞼下垂，眼球突出，瞳孔縮小，上下眼瞼周圍瘀斑，熊貓眼。

※淋巴結：淋巴結腫大。

※縱膈腔：咳嗽，氣促，呼吸異常，呼吸困難。

※腹部：腹痛，腹脹，腹部腫塊，腹圍變大，消化不良，食慾差，便秘，體重明顯下降，腸道功能異常，解尿異常，膀胱功能異常，水腎。

※骨頭：骨頭痛，關節痛，腰背飽滿。

※骨髓：貧血，白血球、紅血球、血小板皆減少，面色蒼白，消瘦，皮下出血，不明原因發燒，骨頭痛。

※脊椎神經節：下肢麻痺，四肢無力，跛行，站立行走困難，步態不穩，感覺異常，運動障礙，癱瘓。

※肝：肝腫大，疲乏，易激躁。

兒童神經母細胞腫瘤分期

※一期：局限原發部位，未轉移，可以完全切除，存活率93%。

※二A期：單側腫瘤，無法全切，未侵犯淋巴結。

※二B期：單側腫瘤，無法全切，已轉移同側淋巴結，存活率81%。

※三期：腫瘤已越過身體正中線，無法全切，已轉移兩側淋巴結，存活率30%。

※四期：腫瘤已轉移到骨髓、骨頭、肝、軟組織、遠處淋巴結、腦、肺、皮膚，存活率30%。再復發，存活率10%。

※四S期：指第一、二期，一歲以下的患兒，雖已轉移，局限於骨髓、肝、皮膚，半數以上患兒經過放療、化療後，預後較佳。

兒童神經母細胞腫瘤治法

※手術：宜第一、二、四S期，腫瘤未侵犯重要器官、大血管。

※化療：宜手術後仍有殘餘腫瘤。

※放療：使腫瘤縮小，或減輕壓迫性症狀。

※造血幹細胞移植：宜高危險群，三、四期患兒，合併化療。

※免疫療法：宜高危險群患兒，為最新療法，但價格非常昂貴。

兒童神經母細胞腫瘤預後

※一歲以下患兒，有自發消退傾向。

※70%的患兒，出現症狀前，就已轉移。

※易轉移入侵：骨髓，骨頭，軟組織，遠處淋巴結，腦部，肺，皮膚。

※很多患兒就醫時，已四期，療效差，預後差，治療後存活率4成。

※低危險群，傳統療法，有一定療效。

※高危險群，易復發，殘存癌細胞增生到一定程度即復發，復發存活率1成。

※自身骨髓移植後4年，無進展性疾病，存活率38%。

※一歲以下患兒，已轉移，存活率30%。

縱膈腔在哪裡

※位於胸腔，兩側肺臟中間的部位。

※前有胸骨，後有脊椎。分前縱膈腔，中縱膈腔，後縱膈腔三個部分。

※腔内含有：胸腺，心臟，大動脈，大靜脈，氣管，食道。

針灸處理

第一次針灸，小男生看到針，就怕得哭了，只好用0.5分針，先針百會穴，作為接受針灸的練習，並提振下陷很嚴重的陽氣。第2次針灸，小男生還是哭。第3次針灸，小男生哭一下而已，都只針百會穴一針。

第4次，我告訴爸爸，掌握時機，不要再拖了，孩子哭就讓他哭，哭幾次就習慣了，不會比他打化療的針還痛，先針百會穴，調節中樞神經。

神經母細胞腫瘤的病因，如果是胚胎發育過程中突變，為先天問題，就找腎幫忙，腎主先天，為元陰元陽所在，針頭皮針的生殖區，從額角向上引平行於前後正中線2公分長的直線。

小男生因為化療，頭上全光而無毛，無髮線，無額角線，就取太陽穴往頭上，約3寸處下針，左右各1針。針完，小男生沒哭，只掉一滴淚，無奈的勇敢！

第2天，小男生竟又來針灸，是發生了什麼狀況？卻見爸爸難得面帶笑容，小男生第一次見到我沒有哭。原來昨天針灸後，小男生原本每天病懨懨的，竟精神百倍，和弟弟玩了一整天，也不喊累，小孩自己高興的要求來針灸，這就好辦了。

第6次，加針頭皮針胃區，急重病要培土固胃氣，針瞳孔直上，約頭臨泣穴，透向瞳孔方向，加合谷穴。要針合谷穴時，小男生自己把手伸出來給我針。很有默契，也很勇敢。爸爸說針灸後，兒子的食慾有增加，手上的咖啡色退了不少。

第7次，小男生全身銅色、深咖啡色，加補氣血，針足三里、三陰交穴。針灸後，小男生就去做幹細胞移植，住院一個月。

出院後，小男生的頭腫得像豬頭，一個頭兩個大，全身咖啡色，手腳深咖啡色，指頭全黑色，活血去瘀去濁，針血海、三陰交穴。稍解化療毒副作用，針合谷、血海、三陰交、築賓穴。

下肢癱瘓，預防肌肉萎縮，針頭皮針的感覺區，運動區，加陽陵泉、足三里、崑崙穴。補先天腎氣，腎為作強之宮，針湧泉穴，原本腳無知覺，但湧泉穴針下去，腳竟然自動彈起，爸爸看了好驚訝！

縱膈腔病灶，原本針膻中穴最佳，但小孩亂動，易危險，改針內關、公孫穴。癌化轉移到腰椎第七、八椎，針後頂穴排刺。有一次，小男生心肌梗塞去住院，出院後，強化心肌，針內關、足三里穴。

頭腫，針1次就消退許多，針2次即恢復原狀大小。每次增加新針的穴位，小男生就哇哇大哭。之後，隨症治之。小男生常常出狀況，常跑醫院，所以，不定期針灸。

雖重症棘手，但可見小孩精神，食慾狀況，可維持一定程度，父母已快慰。半年後，小男生終於長出頭髮來，也長高了。針小腿的穴位，竟然有反射動作，爸爸看了，眼淚差點掉下來。

不知道老天給的親子時間還有多少？珍惜每一分每一秒相處的時光。錢可以買下所有的東西，除了時間。一切盡人事聽天命！
梵高說：「每個人心裡都有一團火，路過的人，只能看到煙。」

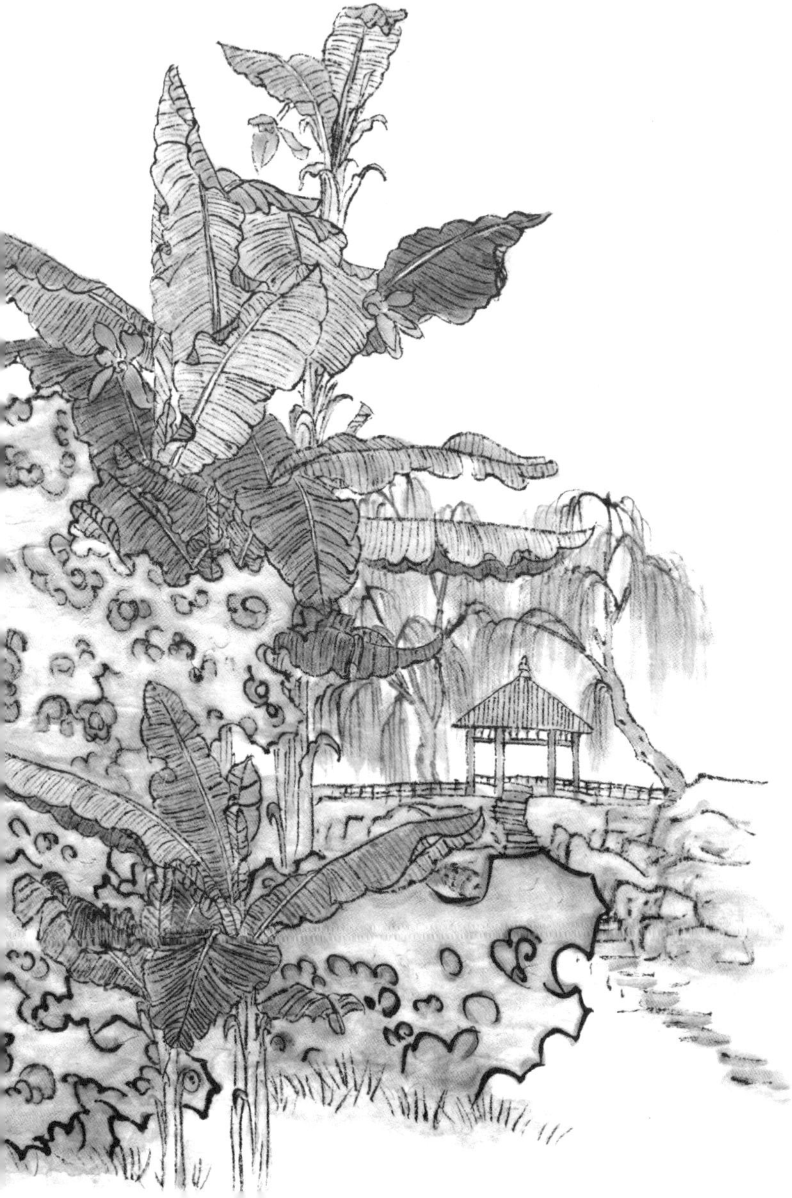

蝴蝶翅膀的威力

有一隻蝴蝶，在空中，快樂的揮舞著翅膀，那麼輕，那麼美！蝴蝶永遠都不知道，她的翅膀有多大的威力！

1963年，美國氣象學家愛德華．羅倫茲（Edward Lorenz），闡述一個氣象現象：「一隻蝴蝶在巴西上空，輕拍翅膀，可以導致一個月後，美國德克薩斯州的一場龍捲風。」此現象被稱爲，蝴蝶效應（The Butterfly Effect）。

延伸爲：一件表面上看起來毫無關係的事，或非常微小的事，或無關緊要的小變化，可能帶來巨大的，或無法預期的後果，或巨大的連鎖反應。

一位67歲退休男士，曾任職公家機關高階主管，每天早晚，各走路運動3小時，每周和家人爬山1次，每周來診所保健針灸1次。多年來，身體健康，無不艮嗜好，樂觀，健談，談笑風生，日子過得平安平順，逍遙快樂。

有一天，一隻蝴蝶的翅膀，在他耳邊輕輕拍動一下後，飛舞而去。從此，退休人的笑容不再，怎麼會這樣？

2021年1月22日至11月3日，台灣感染新冠肺炎16428人，其中847人死亡。同年3月22日至11月3日，台灣接種疫苗不艮反應事件11378人，死亡1016人。10月14日至11月3日，20天內，因打疫苗死亡人數142人。在疫情由低峰轉高峰初期，煞是驚人。

因打疫苗死亡人數，比感染新冠肺炎死亡人數還多。在接種疫苗死亡的人數中，就有一位和退休人一起運動的朋友。退休人眼睜睜的看著，一個好好的人，浪健壯的人，就這樣消失了！

另一個朋友，也因打了疫苗，產生嚴重後遺症，心絞痛，暴瘦，吃不下，澈夜失眠，住院去了。而退休人也剛打了一劑疫苗。

從此，退休人變得惶惶不可終日，擔心黑白無常會不會來敲門，嚇得心都提到嗓子眼了，原本一覺到天明的他，竟徹夜不眠。原本體力訓練有素，腳脛有力，如今竟輕飄飄，好像腳不著地，失去平衡。平常最愛吃的食物，現在一看到就噁心，完全沒胃口。

過了幾天，退休人的胃開始嘈雜，脹脹的，有說不出的不舒服。退休人想起姨媽得胰臟癌，剛往生不久。姨媽病初也是胃嘈雜的，一直都在治胃病，都治不好，最後才發現是胰臟癌。退休人擔心，會不會自己也是胰臟癌的前兆？

退休人恐慌得吃不下飯，經過這樣一來一往的折騰，一個月內竟瘦了4公斤，無精打采。家人見狀，催促退休人去醫院檢查，照胃鏡。胃鏡還沒照，退休人就沮喪的交代後事，寫下遺書。

老婆很擔心的，趕緊先來診所，報告先生的病狀，叫我救救她先生。

退休人為了洗去疫苗的毒，聽朋友說，解毒的秘方是，每天喝玉米鬚和玉米葉煮的水，一天喝2000毫升，排出很多尿，退休人以為排出的尿就是排毒了。尿完雖然有釋然的感覺，但卻覺得人沒什麼力氣，吃飯更沒食慾，大便呈顆粒狀，很難解，而且大便顏色是黑的，退休人就緊張得感到，大禍臨頭。

胃鏡及檢查報告出爐：一切指數正常。醫生說只是胃有一點發炎，就開了胃藥及消炎藥。退休人吃了一周的藥，胃脹及胃嘈雜，仍然沒有改善，這是怎麼回事？

到了門診時間，退休人面如蒙塵，如喪考妣，聲音低怯的敘述病情。死亡的恐懼，竟有如此巨大的殺傷力，在很短的時間內，就令人形銷骨立，形槁心灰，真令人感嘆唏噓！

見狀，我拍拍退休人的肩，說：「來，閉上眼睛，深呼吸，沉澱一下心情，沉澱自己，看看自己，看看恐懼！」退休人不安的眼神，慢慢緩解下來。

接著，我安慰的說：「落入水中，不會使人溺水，一直待在水中才會溺水。把理智叫醒，人一旦處於集體中，就會盲目。單純，是社會所承擔不起的複雜。我們都在大時代的浪潮中，溺水了。」

「當我們越無知時，我們相信的東西，就會變得越絕對。長年累月積累下來的集體意識，分分秒秒在影響人，我們只是在一個很小的角落，很短的一段時間，個人難以對抗集體意識。」善良小百姓該怎麼辦？

「受困的出口在哪裡？自我意識的覺醒，就是出口。要有一顆堅強而強悍的內心，原諒上帝給予的刁難。

上帝老早就已將最佳、最機密的免疫系統，注入人的身體。但所有的情緒、恐懼、糾結，都會化作一場免疫風暴，自行瓦解。為時代的悲劇，攤上自己的健康，不值得。

只要保持一顆善良的心，善待自己的身體，神不會把善良的人拋棄。那個暫時跑錯軌道的健康狀況，調節回來即可。別擔心！」

退休人的意識似乎覺醒，半信半疑的說：「那就拜託醫生了！」

針灸處理

先安那顆不安的心，兼治失眠，針太陽、印堂、神庭穴。胃嘈雜，針上脘、中脘、下脘、梁門穴，共5針。腹脹，針內關、公孫穴。吃不下，針中脘、足三里穴。調節免疫系統，針百會、風池、曲池、合谷、足三里、三陰交穴。

全身無勁，針百會、合谷、關元、太衝穴。面容憔悴，針合谷、足三里、三陰交穴。第一個月，一周針2次，症狀大幅改善。之後，每周針1次。另服水煎劑。

針灸完，退休人張大眼睛，驚訝的說，整個胃都鬆了，人馬上輕快起來。我請他不要再喝玉米鬚及葉煮的水了，那對疫苗的解毒沒有太大的作用，一次排尿太多會洩氣，也會把礦物質帶走，更是累了心、脾、肝、腎臟，要加班做排水的工作。

我建議退休人：年老了，運動量不要太大，走路7500步，微汗出，最適宜。過度運動造成勞損。花點時間在精神領域上，滋養心靈，獲得心靈的平安閒淡，可以帶動身體的健康。

針3次，退休人大便成條狀，大便顏色由黑轉成棕色。針第4次，大便顏色正常。退休人這時才把心放回肚子裡，才完全放心。

一個月後，體重回升原來的數字，66公斤，六六大順。一場蝴蝶效應所引起的風暴，終於安靜下來，退休人生活作息恢復正常，家人都鬆了一口氣。

蝴蝶嘟著嘴，很委屈的，好像在說，你們人類自討苦吃，關我什麼屁事？

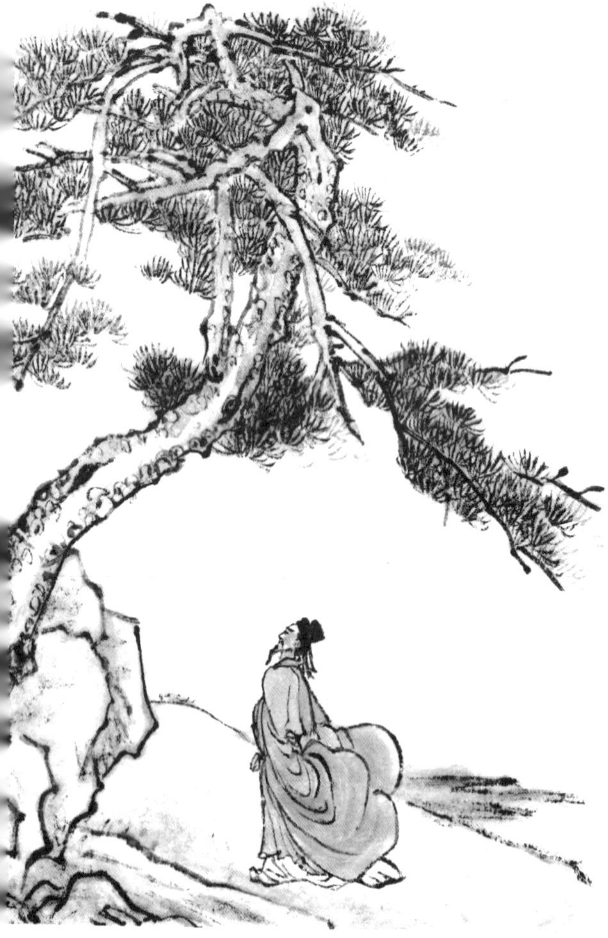

心腹大患

為什麼會有「妖」字，妖從哪來？妖有多少種？人妖、女妖、狐妖、蛇妖、花妖、水妖、鼠妖、夜妖、畫妖、山妖、天妖、妖神、妖童、妖婆、妖精。古人言：「國家將亡，必有妖孽。」天災地妖作怪時，古人是怎麼降妖抓妖的？

在一個細雨霏霏的午後，電腦上映入眼簾的看診名單上，有一個非常美麗的名字。當本人進入診間時，一看，是一位32歲從南部來的女孩，身材姣好，長髮烏溜溜，眼睛烏黑圓大，眉如彎月，果然人如其名的漂亮。但女孩那個落寞的眼神，和很深的黑眼圈，把一切美好破了相。

9年前，女孩的尾椎骨附近，長了9公分的惡性腫瘤，無法行走。經過手術後，雖然比較能走路，但至今左腰到腿，還是很無力而痠痛。

針灸處理

採俯臥式，因腿痠痛無法成眠，補散失陽氣，針百會穴，以備接受後續較强的針感。腰痛，針天宗、腎俞、長强、八髎穴（每次選穴輪用）。痠痛從腰至腿，針環跳、秩邊、風市、陽陵泉、崑崙穴。開四肢關節，針合谷、太衝穴。一周針灸一次。

女孩針4次，時好時壞，人就不見蹤影了。

三個月後，女孩才出現，走路一拐一拐的，淚眼汪汪，坐在診椅上，一句話都沒說，問話也哭得答不上來，怎麼會那樣傷心，是感情挫折？是家裡遭到變故？還是身體生了重病？

好不容易，我哄著女孩，她在抽泣中，勉强擠出一句：「媽媽把我罵得很凶！」被媽媽罵，竟然可以哭到那麼傷心欲絕，我輕撫女孩肩膀說著：「惜惜哦！」

原本想幫女孩打開心結，可是當我問及媽媽罵她什麼？女孩卻一句話也說不出來，好像一說出口，就會崩潰暈倒。我只好一直拿衛生紙給女孩，擦那傷心淚，已遞了十幾回了，女孩的淚還是如河水潰決，狂洩而下。我在旁時不時的拉拉她的手，撫撫她的背，摸摸她的頭，足足等了十幾分鐘。感謝老天很幫忙，當時病人少。

等女孩情緒緩和了，才幫她針灸。針灸時，女孩的淚珠子還是一串串的跳出來。出針時，女孩還在哭，怎麼這樣？到底發生了什麼事？

第二天，女孩含著淚才說，媽媽用最狠毒的話，把她罵得一無是處，她聽了實在太傷心了，差點崩潰！70歲的老媽，守寡20年，把一生的悲苦，使勁的都發洩在女兒身上。

我拍拍女孩肩膀，說：「體諒一下老媽的心情，人越老心越脆弱，需要妳做她的靠山，妳是老媽的福德坑（垃圾桶）。每一次妳的承受，都是在做功德，積陰德。先把病痛調理，好嗎？」好不容易，又等了一下，女孩把眼淚擦乾，開始接受治療。

女孩因為右下腹很痛，痛感可繞到右腰一圈，痛到晚上不能翻身，加上原來左腿痛，左右夾攻，晚上根本就無法睡覺。奇怪的是，白天精神還很亢奮，反常有如無敵鐵金剛。於是加針期門、日月穴，針了3次，腹痛都沒改善。

次日，先檢查女孩右脇肋，觸診之後，哇！好大一個腫塊，約一個橘子大，上軟下硬，嚇死人了！擔心會不會肝長腫瘤？或是當年尾椎的癌細胞轉移到肝？我請女孩趕快到大醫院去檢查，怕耽誤病情。女孩聽了，卻一臉惶恐，猛搖頭說：「去大醫院，就出不來了。」說完，又是眼睛的黃河決堤，淚水狂流。

女孩右脇下的腫塊，再針了3次，竟然變成如乒乓球大，而且很硬，我十分納悶，那個腫塊裡面到底是什麼？我的醫術沒那麼高明，不可能幾天針灸，就把腫塊縮小那麼多，滿頭霧水，也滿身起雞皮疙瘩。

隔天，女孩的腫塊，竟變形，有如一個頭，其身彎曲如蛇，從右脇下纏繞到右腰。我立刻冒出一身冷汗，難怪女孩的腹痛，怎麼針都沒效。試著觸診，我摸到頭部有兩處稍軟，猜可能是蛇眼，不管三七二十一，快速下針，再沿蛇身連下5針。

我如坐針氈，不知道接下來會發生什麼事？針灸不到10分鐘，女孩的右腿不自主的顫抖很厲害，躺不住，只好出針。

第二天，女孩說她身體有舒服一點。當我再觸診那個蛇形腫物，竟然全不見了，怎麼會這樣？它跑到哪兒去了？我抬頭一看，女孩印堂色青黑，眼睛內有黑影，我嚇了一大跳！頭都暈了，莫非女孩身上有陰物？妖物附體？

女孩乾脆就近租房子，打算好好治療。次日，我問：「妳有流產過嗎？」女孩滿臉無辜的表示，她至今沒有男朋友，沒有過性行為，還是個處女。第一次，聽到30歲了，沒有過性行為，實在很驚訝，濁世中的一朵清蓮。

之後，大幅度改變針灸和用藥方向，開始針孫眞人十三鬼穴，其中很痛的人中、少商、隱白、勞宮穴，女孩都咬緊牙根撐過去，眞是勇敢哪！女孩的病情眞的緩解了，右脇右腰左腿都不痛了。

還沒高興幾天，女孩的左腿，有如被人掐著，不能動彈，很脹很緊很麻，每2小時發作一次，必須起床，走半小時才緩解，好不容易想躺一下，發作時間又到了，而且還會抽筋，入夜後更嚴重，整夜根本無法入睡。

次日，女孩走路有點喘，說腰很痛，針灸採俯臥式，針腎俞穴。才剛下針，女孩立即尖叫：「好痛啊！」隨即無法呼吸，我立刻出針，觸診痛處，竟是一個緊緊實實腫物。正疑惑會不會是那個蛇形物？

說時遲，那時快，女孩大聲驚叫：「醫生，我雙手全麻，毫無知覺了。」才要準備處理手麻問題，就又聽到女孩驚恐的尖叫：「醫生，我雙腳踝以下，瞬間全變冰的。」怎麼會這樣？才針一針腎俞穴而已！是人妖之戰開火了嗎？

我用力捏女孩手指中衝穴，叫女孩用力甩手，用力蹬腳，幾分鐘後才恢復正常，我滿頭大汗，虛驚一場！

這一天，艷陽高照，女孩寸步難行的走入診間，喘得很厲害，好像隨時會斷氣。我趕快急救，以前急救都很有效的方法，儘管我使盡全力，卻不見一絲效果，為了怕耽誤病情，我說：「我叫救護車，送妳去急診。」女孩馬上哭喊：「不要！不要！」

瞬間，女孩的腳抽動得很厲害，如乩童起乩。我立馬用力踩女孩的腳踝背，不一會兒，女孩又開始喘到上氣不接下氣，我快速捏拉肩井穴，左胸大肌，喘才緩解。過一會兒，女孩又暴喘，如陣陣狂風暴雨。

因為還有其他病人等很久了，只好將女孩留在診間的另一張椅子上，趁看診的空隙，觀察女孩的變化，隨時應戰。看診中不斷停下來，處理女孩暴喘和激烈抖腿，前後竟持續一個半小時。

我抬頭看一下女孩，喘息抬肩如此厲害，竟臉不蒼，唇不白，我立即喝斥：「喘什麼喘，腿痠脹與喘無關，腿抖不應該喘，妳馬上給我停止喘，妳再喘，我立刻叫救護車。」女孩好像才猛然醒來，大喊：「不要！不要！」她回神後，自言自語：「咦！我怎麼在喘？」

我告訴女孩：「喘的不是妳，是那個妖物發訊息給妳，要妳喘的，妳要拒絕喘。」說也奇怪，從此之後，女孩就不再喘了。我和女孩被妖物整得人仰馬翻，筋疲力竭，癱坐在椅子上。

我很鄭重的說：「我已無能為力，請妳另找高明，處理妖物。」女孩頓時滿臉驚恐，叫我不要放棄她。不是我要放棄她，是我根本沒招了啦！

想想自己真是傻膽，下班回家後，都感到自己的頭在抖顫，趕快煉法輪功清場。

奇怪的是，接下來幾天，女孩竟然平靜度過，右脇痛，左腿脹，都在可以承受的程度，也首見針灸全程無事，可以完全躺下來針灸，不然都是躺不到10分鐘，腿就如萬頭鑽動。

我問女孩：「妳是不是曾經給人收驚過？」女孩說：「長惡性腫瘤後，媽媽常帶我去收驚，都是付費的。」民間收驚人素質不一，有的主持人身上養小鬼，或帶有附體，被收驚的人可能就傳接了附體。怎麼辦？

有一天，要針灸前，我特別對話：「妳要把自己的人生整理一下，妳身上的妖，是妳自己求來的，妖由人與。」女孩大吃一驚，連忙否認：「誰要那麼痛苦的事？」

繼續，我說：「妳的職業問題，當了10年老師，換了6個學校。感情問題，渴望愛情，卻不敢踏出一步，和媽媽的代溝問題。妳的這些問題，無處化解，於是，妳躲在身體的痛苦中逃避。寧可遭受殘酷的折磨，也不願去面對現實問題。」

「妳的念頭正，陰物就無處可呆，妳要奪回妳身體的自主權，別讓妖物操控妳，玩弄妳。下次腰腹腿發作時，就告訴自己，緊的不是我，脹的不是我，日久可脫離魔掌。這是心法秘笈，要堅强咬緊牙關，就能擺脫心魔的控制。」女孩睜大眼睛，似有所悟，回應：「好！我努力看看。」

幾經努力，女孩右脇蛇形物，小到像乾扁的肉乾一樣，左腿上的緊箍咒，似乎慢慢鬆綁，走路不會像機器人那樣了。有一天，女孩說右脇好像有東西掉出來，從此，那個妖形物就這樣消失了。

歷經漫長3個月的搏鬥，才擺平妖物，是女孩找到了自己，解放了自己的靈魂，自己療癒了自己的傷痛。

小胰子發飆

很多老人家退而不休，愛心無限延伸，還常為子女，打點東處理西，很少聆聽自己身體內的聲音，尤其是求救的呻吟聲。

一位79歲阿婆，曾是一家大公司的董娘，人老心不老，腦筋還很靈光，對親朋好友，仍古道熱腸，不減當年俠女英姿氣魄，人緣很好。

近日，阿婆為了整修老房子，費了好大的功夫，修繕過的房子卻漏水，抓漏工程曠日持久。北部的陰天、雨天、晴天，天天交錯，把阿婆也搞慘了，一直胸悶，心悸，偶爾胸痛，常吸不到氣。而且肚子總是脹脹的，胃已大大抗議過度的操勞，不吃也胃脹，胸痛也向上加碼。阿婆只好把房子整修的事暫停，南下去看家庭醫師。

當阿婆走進診間，說是來看診，講的都是修房子的事，都喘著講，喘得很厲害，還在掛心房子抓漏的事，我打斷阿婆的話，說：「老大姐，別再提房子的事了，老命都快不保了，妳自己身體內的房舍不顧，顧那身外之物！」

阿婆原本就有心臟病，一直有在保養，還算平穩，卻被房子衝破防線，臉色蒼白，鼻樑山根處淡青色，肝膽處有異狀。明明人很不舒服，不認輸，好強硬撐，但也因為阿婆性格堅韌，所以度過了人生許許多多難關，但眼前這一關要怎麼過？

胃脹針灸處理

已快八十歲老人，先提振陽氣，針百會穴2針。胃脹到心窩難受，針頭皮針胸腔區，約眉衝穴透向目內眥角方向、胃區，約頭臨泣穴透向瞳孔方向。心悸、胸悶、喘，針內關、外關穴。

針完，阿婆覺得胸口開了，呼吸順暢，人比較舒服了。等我到針灸房，要繼續針其他穴位時，阿婆臉色竟慘白，說她上腹很脹，人很累，可能連日家事勞動，從北部來，舟車勞頓，未吃飯，加上身體不舒服，恐難再承受針灸。

見阿婆全腹脹痛衝到胸口，頓時，呼吸不暢，這現象可能就不是氣化性、功能性問題，應該是器質性出問題，我請阿婆去醫院掛急診。阿婆卻回家休息，好像有好一點。

入夜後，阿婆頭有點暈，胸口有點痛，胃又很脹，就在台中住處附近，去西醫門診。醫生建議她用運動飲料，加點水喝，開了消炎藥，阿婆就回家了。

當阿婆喝完運動飲料之後，就開始噁心，嘔吐不止，直冒冷汗，女兒急送大醫院掛急診，醫生立即做各項檢查。

阿婆當時血壓97／51，脈搏54下，呼吸20次，體溫37.3度C。

肝發炎指數：丙胺酸轉胺酵素GPT 135 IU/L（參考值5～40）。

天門冬胺酸轉胺酵素GOT 286 IU/L（參考值5～34）。

肝毒、黃疸、膽石症指數：總膽紅素1.46 mg/dL（參考值0.21～1.3）。

腎功能指數：腎絲球過濾率 eGFR 62 參考值（參考值＞90），血糖 146 mg/dL。

心血管指數：白血球 6（參考值 3.6～11.2），血小板 125（參考值 130～400）X 10^3/uL。

心率功能指數：心肌旋轉蛋白-I，Troponin 0.010（參考值 ≦0.023）。

深層靜脈栓塞指數：雙合蛋白 D-Dimer，1430 ng/ml（參考值＜500）。

胰臟發炎指數：脂解酵素 Lipase，6510 U/L（參考值 8～58）

澱粉酵素 Amylase，1869 U/L（參考值 29～103）。

總的看，胰臟發炎指數超高飆，自衛隊長白血球卻按兵不動，沒有即刻救援火上加火的小胰子，深層靜脈栓塞指數超標近3倍，血小板指數卻比正常值還低，眞令人匪夷所思。

醫生隨即安排照超音波、X光，發現膽管擴張，並建議阿婆照電腦斷層掃描，要打顯影劑，探個究竟，阿婆聽了直接回絕。

醫生診為：急性胰臟炎，膽管結石（沒有說明結石大小），膽管阻塞，低血壓，心律不整。醫生懷疑主動脈有血栓，要阿婆住院治療。

小胰子為什麼突然發飆?這麼多突如其來的問題，阿婆一時昏天地暗，回神後，直接拒絕住院，她一心想要給自己的家庭醫師治療。

胰家何處

※胰臟位於：上腹部，在左上腹後腹腔內，深宮閨房，隱藏在胃的後方。從背面看，相當於兩腎中間偏左的位子。在中國五臟六腑學說中，卻沒有給個名分。

※體型：分頭部，體部，尾部。

※長相：長形且扁平的腺體，婀娜多姿。

小胰子內外武功蓋世

古今中外，千百年來都不知道小胰子的厲害。1922年後，才確定胰臟的功能。

※內分泌功能：分泌胰島素、升血糖激素，維持血糖恆定。

※外分泌功能：分泌胰液。當食物從胃進入十二指腸，就會刺激胰液，排出澱粉酶、蛋白酶、脂肪酶，以助分解消化食物。胰管和總膽管出口，會合成兩位一體，成一共同通路，同穿一條褲子，共赴十二指腸，共湊消化食物之大功。

胰臟發炎指標

※三酸甘油脂TG超高，指數超過1000以上，參考值40～149 mg/dL，但也有TG超高，胰臟未發炎者。

※血清中澱粉酶、脂肪酶高於正常值3倍以上。澱粉酶Amylase，參考值29～103 U/L。脂肪酶Lipase，參考值8～58 U/L。

胰臟發炎的病因

※膽囊、總膽管結石：為最常見主因。中年女性急性胰臟發炎，70%～80%以膽結石為主因。因膽結石卡住胰管，使胰管內壓力過高。

※先天、後天胰管阻塞。

※膽管先天結構異常，此類型多在兒童期、青少年期發作。

※胰臟受刺傷、外傷。

※喝酒，亦為常見病因，酒精代謝物傷害胰臟細胞。

※三酸甘油脂過高，水解後，脂肪酸傷害胰臟細胞。

※藥物：磺氨類藥，口服避孕藥，四環素藥。

※感染：腮腺炎，病毒性肝炎，蛔蟲感染。

※基因變異：蛋白酶本應在腸道活化，卻提早在胰臟活化，致使蛋白酶消化胰臟本身，破壞了保護機制。

※胰臟腫瘤壓迫胰管。

※自體免疫系統疾病，合併乾燥症、紅斑性狼瘡、類風濕性關節炎。
※腸穿孔，腸阻塞。
※原發性副甲狀腺功能過高，懷孕，高血鈣。
※開心手術，腎臟移植，尿毒症。
※不明原因。

胰臟發炎症狀

※腹痛持續性的，隱隱的鈍痛，上腹近左側，痛引腰背。痛甚時像刀割，比生小孩還痛。
※腹痛會隨著走路，吃含油膩、油炸食物，喝酒，躺平俯臥後更痛。
※腹痛時，屈膝，往前彎腰可緩解。
※發燒，血壓降低，心搏加速。

胰臟發炎後遺症

※急性胰臟炎80%患者，輕微症狀，只需多休息。

※急性胰臟炎20%患者，嚴重致使胰臟膿瘍，感染，胰臟功能損害，甚至死亡。

※急性胰臟炎15%～25%患者，引發全身性併發症，出現呼吸窘迫，多重器官衰竭。

※慢性胰臟炎，未來癌化機率，比正常人高2～26倍，胰臟癌是癌中之王。

※糖尿病型胰臟炎，未來癌化機率，比正常人高2～3倍。

※基因變異所致胰臟炎，未來癌化機率，比正常人高50～60倍。

※重度胰臟炎，死亡率17%。

※重度胰臟炎，併發休克，成人呼吸窘迫症候群，腎功能衰竭，胰臟周邊膿瘍，死亡率20%～30%。

※胰臟炎晚期，胰臟萎縮、鈣化，失去功能，而且不可逆，解油便，體重下降。

※胰臟炎造成第三型糖尿病，血糖難控制，為慢性胰臟炎的特殊症狀。分泌

胰島素、升血糖激素功能差。

※引發全身性發炎反應，合併器官衰竭，肺衰竭，腎衰竭，休克。

在急診室，阿婆不肯住院，醫生先用打點滴處理。一小時後，阿婆血壓134／77，脈搏80下，呼吸19次，體溫36.6度。醫生向阿婆說明病情的嚴重性，及可能產生的變化，阿婆卻無動於衷，呆若木雞。

過一會兒，醫生二度說明病情，並告知阿婆若離院後，可能發生的風險很大。阿婆雖然滿臉病容，滿面倦容，卻仍然面不改色，拒絕住院。

無奈，醫生要求阿婆簽下切結書，才放行。醫生開了藥，並為阿婆預約，一周後的門診複檢時間。

當阿婆走出醫院，已是凌晨2點。晚上即刻來門診，經過一整夜的折騰，一天一夜未進食，只喝流質。阿婆來到診所，面目浮腫，已是疲憊不堪，見到床，差點癱躺下去。

胰臟炎針灸處理

先補被消炎藥下陷的陽氣，針百會穴。阿婆胃區腹脹，先點刺肝俞、脾俞穴，再針中脘、內關、公孫穴。胰臟發炎指數那麼高，阿婆並沒有醫學所說的腹部大痛，只是上腹脹得難受。

膽管阻塞，沿脊椎兩側胸椎點刺，滑過尾椎兩側點刺。膽結石，促進膽囊收縮排空，針陽陵泉、太衝、日月、膽囊穴。其中，太衝穴呈45度角，往上斜刺1.5寸，强刺激。膽囊穴，位於陽陵泉穴下1～2寸處，有壓痛點進針。讓結石滑動需活血，針血海、三陰交穴。

胰臟炎，胰臟歸肝膽家族，針陽陵泉、丘墟、行間、委中、內關透外關穴。噁心、嘔吐，針足三里、內關、外關穴。肝發炎，肝功能異常，針陽陵泉、外關、三陰交、太衝穴。胸悶、心律不整，針內關、間使穴。避免血栓形成，針血海、三陰交穴。緩解情緒緊張，針合谷、太衝穴。

特別囑咐

※用一杯米，十杯水，煮成米水，小口溫飲，當茶喝。補充溫水，小口喝。

※暫忌奶類、罐頭類、豆製品、醬類、糕點、油炸類食物。

※採少量多餐。吃點油脂，促進膽囊收縮。要吃早餐，以免膽汁濃縮易結石。

※若腸阻塞或嘔吐，暫時禁食，讓胰臟休息。

※若非腸阻塞，勿完全禁食，久耆腸黏膜易萎縮，腸道細菌入侵血液循環，造成細菌感染。

處方用藥

第一階段，戰略佈局，疏通胰臟周邊障礙，用科學中藥。

用膈下逐瘀湯，緩解平滑肌痙攣，行氣止痛，活血袪瘀。

用芍藥甘草湯，緩解內臟平滑肌痙攣疼痛，甘草有擬腎上腺皮質激素作用，芍藥走肝經，柔肝舒筋，緩急止痛。

用木香，健脾消食，行氣止痛，擴張胰管、膽管。

用綠豆癀，解毒，降火，消炎，養肝，治無名腫毒。3天份，三餐飯後服。

第二階段，直搗黃龍，直攻胰臟炎，膽管阻塞。

用大柴胡湯，降逆，除脹，通便，止痛，退熱，利膽。治膽石症，膽囊炎，胰腺炎，胃炎。

用龍膽瀉肝湯，瀉肝膽火、胰火。瀉中有補，善治急慢性膽囊炎，急性肝炎。

用血府逐瘀湯，活血化瘀，行氣止痛。治肝炎，胸脇苦滿，呃逆，冠心病，心律不整，胸悶，胸痛，預防血栓。

同用木香，綠豆癀。3天份，三餐飯後服。

阿婆第一次針灸完，已不會噁心、嘔吐、胸悶、心悸，但右上腹還有點脹，連續6天，每天針灸。針灸第3次，阿婆已笑如春風拂面。

很快一周期限到了，阿婆回西醫檢查，結果：肝指數GPT47（原135）。GOT22（原286）。

脂解酵素44（原6510）。總膽紅素0.68（原1.46）。鹼性磷酸酵素81 IU/L（參考值38～126）。三酸甘油脂103 mg/dL（參考值＜150）。

主治醫生看著檢驗報告，瞪大眼睛，直呼：「真是奇蹟啊！」阿婆始終不敢告訴醫生，他所開的藥，她一顆也沒吃。更不敢告訴醫生，她只做針灸吃中藥的事。

就這樣，一場小胰子發飆，險些要老命，如秋風掃落葉，終於回歸平靜。

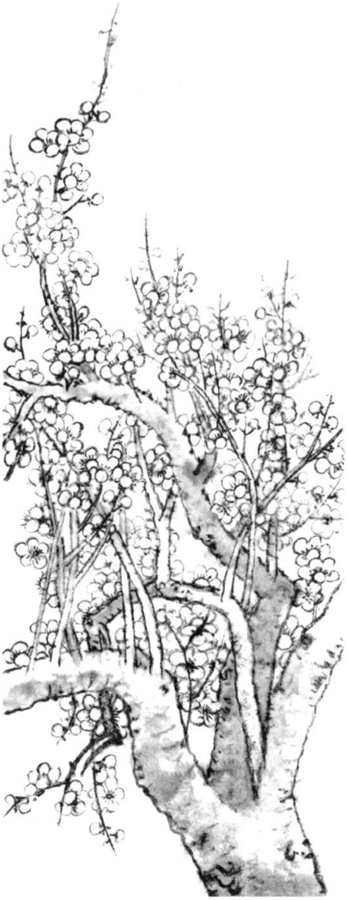

鐵證如山

現代做甚麼事，都講求實效，而效果的評價，往往都用數字來表達，這是一個數字掛帥的時代。數字一旦說話，鐵證如山，誰都啞口無言。但是，數字可不可能被操縱？數字可不可能被扭曲？

現在醫院看病，除了少數幾個科別，大多先作各項檢查。如果檢查結果，各項指數都正常，就難定病名，難開藥。

數字在操縱醫生，操弄醫療。另一方面，醫療單位，鼓勵民衆，常作健康檢查，而檢查所使用的儀器本身，是否也存在醫療風險？輻射的累積，久了會不會成為惡性病的地雷？

儀器是死的，人是活的，每天指數都會變動。標準值、參考值，標準嗎？世界上，有種族、地域、性別、年齡、身高、胖瘦、體質强弱之別，都同用一種標準值嗎?參考值的背後是否隱藏著強大的商機?科技不等於科學。

檢查的心態,也是一種求病,一種壓力,一種詛咒?人體有自我平衡,自我修護的機制,有些稍超標、稍低標的檢驗紅字,也能自行調理或承載,並無大礙。恐懼不安,是最大的病。人一旦被恐懼征服,恐懼就會控制、煎熬著靈魂。心病了,身體如影隨形的,掉入陷阱中。

一位66歲男士,住在南部鄉下,退休後,生活悠閒,喜歡打羽毛球,以球會友,打完球,再以酒會友,身體算健朗,就這樣,逍遙自在了好幾年。

漸漸的,退休人開始有尿急,尿不乾淨,尿後餘瀝的症狀。很少生病的退休人,緊張的跑去醫院檢查,醫生說是前列腺肥大,並建議開刀切除,以防日後患前列腺癌。夜尿次數,由一次增加到三次。

退休人聽專家說,睡前要多喝水,他就喝很多水,夜尿次數增加,睡眠常中斷,睡不好,影響白天的精神,頭昏昏的。我向他說明,夜裡人體進行合成代謝,多於分解代謝。水量需求少於白天。夜尿影響荃固酮系統，日久易腎虛。晚上八點過後，少量喝水，減輕心腎的負擔。

退休人很怕動手術，雖然我說明，初期的前列腺肥大，是生理老化現象，不一定要開刀，也不一定會演變成前列腺癌。可是他的恐懼，霸佔了整個心窩和大腦，竟變成失眠。

針灸處理

見退休人如臨大敵的不安，須先安神，神安，內分泌系統才不會紊亂，針神庭穴。年老，提振陽氣，使精氣不隨尿洩出，針百會、關元穴，亦治陰部疾患。前列腺引起排尿不順，針關元、中極、太谿穴。

前列腺肥大，採俯臥，針長强、三焦俞、腎俞、會陰穴。改善逼尿肌伸縮彈性，針公孫、三陰交穴。肺為水之上源，針肺經列缺穴，以提壺揭蓋法，宣暢肺氣，通調水道，利小便。請退休人早晚自行空掌，拍關元穴108下。按摩大赫穴，36下。

針灸3次，退休人就等不及了，不安的心在鞭打靈魂。最後，去做切除前列腺肥大手術。術後，幫退休人開藥調養。3年了，退休人戒了酒，早睡早起，像往常一樣去打球，沒有其他任何不舒服。晚上少喝水後，常一覺天明，精神爽。

醫生要他每3個月，回診檢查，檢查結果都很正常。

有一天，退休人慌張的打電話來說，他的腎功能前3個月檢查時還正常，這個月的檢查報告，醫生說他腎功能衰竭。我請退休人把資料傳來給我看。

3個月前，肌酸酐1.3（參考值0.6～1.5，男性略高於女性，經常鍛鍊肌肉者的數值也較高）。腎絲球過濾率58.3，（參考值100～120，隨年齡老化，40歲以後，平均每年減少0.8～1.0）。

以退休人的年齡，加上他沒有任何病症，差強人意，算是還可以接受的範圍。我問退休人，怎麼沒有尿素氮的數值，那也是檢驗腎功能的重要指標。退休人說他也不知道，也不懂，一切都是醫生處理的。

這個月，肌酸酐2.4，腎絲球過濾率28.8。醫生說腎功能衰竭，再惡化下去，就要洗腎了。退休人很恐慌，一直問我怎麼辦？

我問：「你有血尿，尿泡泡久不消，尿不出，尿量少等現象嗎？會不會腰痠，筋骨痠痛，易喘，人感覺困倦的症狀嗎？」退休人生龍活虎的，尿量正常，什麼不舒服也沒有，而且面色光澤。

就退休人腎功能衰竭的指數，還有很大的治療空間。但問題是：怎麼一下子就變成，慢性腎功能衰竭第四期了呢？在短時間內，腎功能急速下降，是不是重大疾病的指徵？我請退休人去作超音波檢查，看看腎臟外形有沒有重大變化？

退休人隔天就傳來超音波的影像，腎臟皮質似乎有點變薄，外形有一點點變形，但70歲的腎，不會像年輕人的腎形那麼漂亮，就像70歲的臉，不會像年輕人的臉那麼漂亮，至少退休人的腎沒有萎縮。

我想了很久，很質疑，檢查指數和人不相稱，怎麼會這樣？

我大膽的建議退休人：再做一次檢查。並特別交待，到另一家醫院去檢查。退休人迫不及待的就去重做檢查。

檢查結果出來，他馬上傳來資料：肌酸酐1.2，腎絲球過濾率60.2，一切正常。他拿報告資料，回到先前醫生那裏，給醫生看。鐵證如山，醫生承認，原本的檢驗資料有錯誤。萬一就這樣傻傻的，吃了腎功能衰竭的藥，會怎樣？傷腎嗎？

傳說地獄第十九層，專門留給庸醫、惡醫。這樣的醫生，賺的是冥錢。

一場烏龍風暴，退休人心驚膽戰的，被耍了一圈，沉重落幕。

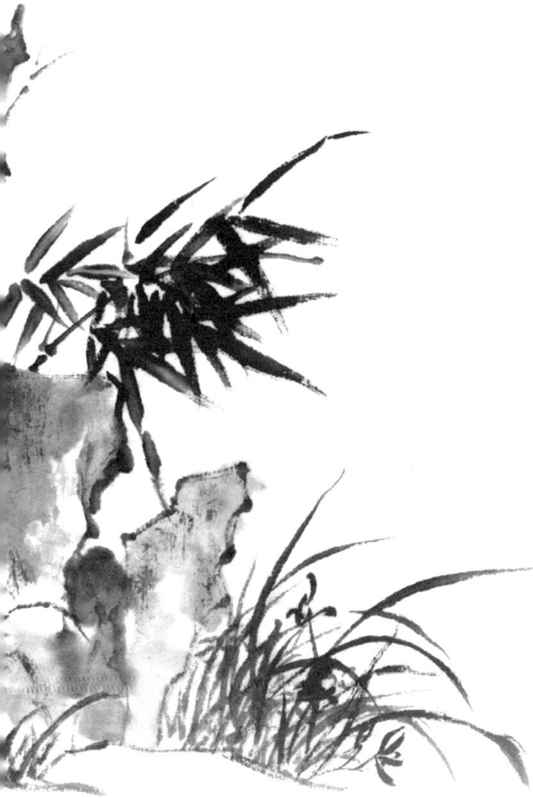

燒眉之急

發燒，是個紅色警報。只要聽到發燒，就感覺很恐怖，要馬上退燒才安心。如果燒一直都不退，要怎麼辦？

一位52歲女士，專職家庭主婦，有一天，做完家事，也沒多做什麼，怎麼覺得人特別累？身體有點熱熱的，但是沒什麼不舒服的症狀，女士想可能是天氣太熱了。可是越到傍晚，感覺體溫好像越熱了，於是，量了一下，38度C，女士緊張的立刻去醫院掛急診。

醫生驗血檢查，白血球10500（參考值4000～10000）。醫生懷疑有細菌感染，開抗生素7天，並作尿液檢查。經過細菌培養，發現尿中有一種細菌，於是醫生針對該菌種，再開了相應的抗生素14天。再檢查尿液，已不見那個細菌，白血球降到5390正常值。

問題是，女士至始至終，尿尿沒有不順，尿道不會痛，不會頻尿、尿澀，排尿沒有燒灼感，尿色正常，下腹不會脹痛，也不會噁心，嘔吐，完全沒有尿道發炎的任何症狀。服了21天的抗生素，體溫在37.4～37.8度間振盪，燒還是沒退，只有人變得更疲勞，更怕冷，怎麼會這樣？

正常體溫上升狀況

※穿太厚重衣服，穿發熱衣。

※洗三溫暖，泡澡後。

※運動後，曬太陽。

※女性排卵時。

※喝酒，抽煙，喝咖啡。

※情緒高張，生氣發飆。

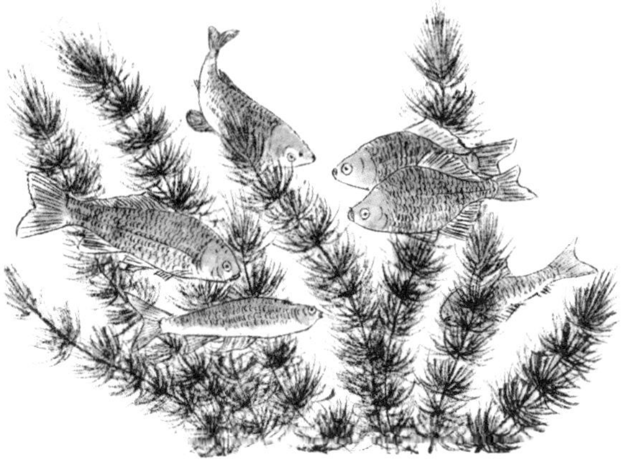

發燒的戰略

※正常體溫36～37.2度C，或37度上下0.6度。

※肛溫超過38.3度，口溫超過37.9度，為發燒。

※人體體溫在清晨最低，傍晚最高，各部位溫度不一。

※體溫上升一度，人體免疫作戰力提升30%。

※體溫超過41度，有生命危險。

※發燒是人體自我保護，防衛機制，是上帝送的寶貴禮物。

※當外邪入侵人體，身體立即啓動體溫調節中樞，動員白血球殺手軍隊，準備作戰，所派軍隊數越多，火力越大，體溫越升高，以便殲滅外邪敵人，或抑制外邪坐大。

引起發燒的原因

※細菌、病毒感染。

※瘧疾，寄生蟲。
※感冒，流感，中暑。
※血管炎，深靜脈血栓，心內膜炎，內有瘀血。
※白血病，腸膜炎，肝膿傷，胃腸炎，闌尾炎。
※癌症（肺、肝、腎、血、淋巴癌）。
※自體免疫病（類風濕性關節炎、紅斑性狼瘡），荷爾蒙失調。
※濫用安非他命，酒精戒斷。
※藥物過敏，藥物副作用，斷藥後反應。
※不明原因。

發燒花絮

※退燒藥，常退不了眞正的燒，只是減輕發燒所引起的不適症狀。
※常用退燒藥：普拿疼、阿斯匹靈、非類固醇解熱鎮痛劑。

※21歲以下禁用阿斯匹靈。

※退燒藥最短使用間隔，4小時。

※所有的細菌、病毒，喜歡37度左右環境，所以，人體抗菌抗病毒，體溫要超過37度。

※退燒藥的作用：使下丘腦抑制前列腺素的形成，使體溫中樞所設定的溫度暫時降低，刺激血管擴張，發汗，降溫。

退燒藥注意事項

※勿同時自行服用止痛藥，以免藥劑過量。

※多服易傷肝、腎，失溫，全身發冷，顫抖。

※服含非類固醇抗發炎藥物，可能引起嚴重皮膚過敏反應。

※患流行性感冒，或水痘，使用阿斯匹靈類退燒藥，會增加「雷氏症候群」機率。

女士在各科輾轉中做檢查，血液、尿液、超音波的各項檢查，指標都正常。連感染科所做的檢查，也都正常，仍找不到發燒的病因。女士吃了退燒藥，還是退不了燒，已被燒得精疲力竭，無限恐慌。發燒一個月了，都沒轉機，女士乾脆停服退燒藥。如今，該何去何從？

當女士來診時，眼神迷茫，又迷惑：醫學這麼發達，怎麼會發燒原因找不到？怎麼會吃藥也退不了燒？中醫又能怎樣？女士含怨，又有點不情願的來看診。

我第一句話問：「妳有看過腫瘤科嗎？」女士一聽，嚇壞了！就只有腫瘤科沒去檢查。

看女士驚恐的表情，我隨即說：「妳給我一周的時間，如果燒還沒退，妳就去掛腫瘤科，查驗癌症指數。」

針灸處理

先用天羅水噴女士的左手心、印堂、大椎穴，再噴掌側左手腕到肘，用刮痧板由手腕向手肘方向刮去，出現一塊塊紅斑時，當下立刻燒退，不到一分鐘時間，女士很驚訝！然後，乖乖接受針灸。

先前女士所服抗生素，皆大苦大寒藥，陽氣因而下陷，臉色青白、蒼白，提振陽氣，針百會穴。一個月的退燒藥，早把脾胃之陽氣損傷，女士食慾變差，以土蓋火，針合谷、足三里、三陰交穴。

發燒太久，耗損陰液，陰虛生內熱，補陰，針外關、三陰交、大衝穴。體溫上上下下的變動，為寒熱往來，調少陽經，針外關、陽池、陽陵泉穴。體內恐有瘀血以致發熱，針血海、三陰交穴。

退燒，針曲池、合谷、外關穴，點刺大椎、少商、商陽穴，出血一滴，三穴選一即可。如果疫毒發燒，加陷谷穴，點刺委中穴出血。

特別囑咐：勿食冰品，勿睡冰枕，未退燒前勿行房。

處方用藥

依女士病情來看，為三陽合病，用科學中藥。

用麻杏甘石湯，宣太陽經之熱，並抗菌，抗病毒，增强免疫調節功能。

用白虎湯，解陽明經之熱，解肌透熱，生津除煩。

用小柴胡湯，和解少陽經之寒熱往來，邪正相爭。方内含人參、半夏，和中補氣，使邪不傳入裡。

女士服藥後第三天，皮膚發疹一大片，體溫立即退至37～37.2度C。但隔天又上升到37.4～37.5度，已不會上升至37.8度了。針灸第3次，一周的藥還沒吃完，燒就完全退了，之後沒有再發燒，女士終於露出放心的笑容。

之後，女士不放心，再針灸一個月，調節免疫系統。

最後一程

人生最後一程，要怎麼走？當我們離世時，想留下什麼呢？

孟子曰：「生亦我所欲也，義亦我所欲也，兩者不可得兼，捨生而取義者也。」捨身取義的英雄好漢，在中華歷史的長河中，閃閃發光：

秦朝荊軻，刺秦王，功敗垂成，超脫生死，成為最悲情的刺客，留下千古傳唱：「風蕭蕭兮易水寒，壯士一去兮不復返。」

明朝于謙，在國難時，挺身出，退外敵，轉危為安。為人剛正，最後被奸人所害，他發出的正氣之聲，響徹雲霄：「粉身碎骨渾不怕，要留清白在人間。」

清朝譚嗣同，戊戌變法失敗後，泰然赴死，瀟灑的，擲地出聲：「我自橫刀向天笑，去留肝膽兩崑崙。」

在功利主義下的現代社會，驚鴻一瞥，有一顆閃閃發亮的芳心，在蓮花池中綻放，光芒四射。

一位74歲女士，心地善良，樂於助人，古道熱腸。她在一個宗教團體中擔任義工，在各種義工隊伍中，都有她的身影，精神可佩又感人。在風風雨雨中，獻身十多年，受到極大的肯定，晉升為該宗教組織的委員。

有一天，女士去做環保義工，回到家有點累，酷暑天尿尿不太順，有時還有一點尿血。女士認為是中暑所致，心想多喝水，多休息，就會沒事。果然，多休息後，就沒事了。

經過幾個月，女士又發生尿尿不順利，很頻尿的症狀。而且尿中有血的現象，還出現好幾次。女士的子女，都長大在外工作，自己獨居，喜歡和義工朋友們一起，她的症狀沒有告訴子女，只有和義工們聊天時提了一下。

有一位義工朋友聽了，警覺性很高，認為不對勁，立即要女士去醫院做檢查，叫她千萬別大意，而且她們正在醫院做義工，地利之便，就去看醫生。看完醫生，做了檢查，結果是很嚴重的病，也通知了女士。很奇怪！女士並沒有給醫生治療，為什麼？

一年半後，女士病懨懨的，瘦到皮包骨，面色萎黃，全身無力，由女兒扶著進診間，怎麼會這樣？女士無力的眼皮下，卻散發出柔和慈祥的神光。

等女兒敘述完病情，才知當時檢查結果是：膀胱癌。醫生一聽女士說，不想開刀，不想做化療，不要治療。醫生就不理她，不識大體，就隨她去吧！

我好奇的問：「為什麼不接受治療？」女士緩緩的，輕柔的說：「因為我想捐大體，器官要完整，不能切除任何器官。要保持大體的漂亮，不要讓化療藥物，弄髒了器官的顏色，也弄壞了其他組織器官。」

我一聽，驚呆了！肅然起敬，頓時，我整個眼眶都濕了，強忍著，做醫生不能讓淚珠掉下來。女士生前付出大愛，死後捐出大體，是何等偉大的情操啊！沒有轟轟烈烈的壯舉，只有涓涓細水的慈愛，流淌在人間，最後連身體都捐出了，這是何等的修行境界？是菩薩轉世嗎？

清一清嗓子，我問：「那妳需要，我為妳做什麼？」女士呑呑吐吐的說，她人很不舒服，希望能緩解。我輕輕緊握她那纖瘦的雙手說：「我一定會盡全力。」

女士膀胱癌日益嚴重，肚子很脹痛，半小時就要尿一次，每次尿少，尿澀，尿出不順，時不時就尿血。晚上要尿8次以上，根本無法睡覺。白天也因頻尿而難以休息。下眼瞼全白，因為吃不下，加上血尿，女士貧血很嚴重。全身無力，頭很暈。

我低頭看女士的腳，水腫已下腫到腳趾，好像快爆破，還一路上腫到膝蓋，腳膚色萎黃近咖啡色。一股寒氣透骨，我打了個寒顫，女士所剩的日子不多了，連腎功能都衰竭了，心臟也快撐不住了。

膀胱癌的前景

※初期膀胱癌，五年存活率85%。

※晚期膀胱癌，五年存活率3%。

※初期膀胱癌可做手術切除腫瘤，做膀胱內灌洗治療。
※晚期膀胱癌侵犯直腸，及輸尿管開口，致使腎積水，腎功能衰竭，腳水腫，尿頻，尿急，尿痛，骨痛。
※晚期膀胱癌蔓延至淋巴腺，需切除膀胱，使用尿袋，難治。
※全世界每年新增膀胱癌超過30萬例，為常見癌症第七位。
※台灣一年新生膀胱癌超過3000例，男比女多，比例4：1。
※膀胱炎年齡層50～70歲，超過60歲男士風險激增。

針灸處理

70歲老人，先提振陽氣，針百會穴。强心以增加心力，促進血液循環、淋巴循環，好能承受我的針氣，針内關穴。土克水，健脾利濕，運化水穀，針三陰交穴。

等了一下，我問女士：「妳還好嗎？還撐得住繼續針嗎？」女士連連點頭，並說她的頭比較不暈了。

補氣血，針足三里、三陰交穴。肺為水之上源，宣肺，針列缺穴。尿澀不順，針關元穴。關元穴主治三十六種疾病不得尿，加照海穴强刺激不留針。尿流注而不尿，針公孫、然谷穴。下肢水腫，針陰陵泉、三陰交、太谿穴。四肢無力，針合谷、太衝穴。每周針灸2次，另服水煎劑。

針灸後，女士臉色稍潤，感覺人有輕鬆些。針第3次腳腫消一些。針第4次腳腫消去1/3，皮膚開始轉淡萎黃。針第5次有食慾了。針第6次，可以散步10分鐘。針第7次，腳足跗腫幾乎消了，尿尿較順，可以維持1小時左右不尿，而且女兒還載她去溪頭森林遊樂區走走。

第8次針灸，女士面色終於有了血色，人比較不會累。女士高興的說，她尿尿時，排出一塊塊血塊，色暗，排出後肚子整個輕鬆起來。腳腫已消去大半，已可以正常穿鞋了。第10次針灸，竟然女士是自己來看診，沒有女兒陪伴，還很雀躍的向我說謝謝。我回應說：「是菩薩救了妳，被妳的偉大善心感動了！」

女士說得高興，我聽得憂心，因為她的印堂時時一陣黑色，隱隱又退去，很奇怪的是，有時還出現暗紅色，隨即消失，不知道那是什麼意涵？是心臟出問題嗎？有暗疾嗎？是迴光返照嗎？相術上發黑為凶相。總之不妙！

到了該看診的時間，女士沒有來診，連2周。後來接到女兒電話說，老媽發高燒，住院9天。我很關心女士膀胱癌的狀況，一問之下，老媽的膀胱癌已末期，並侵犯到淋巴腺、骨頭。因為老媽不肯治療，等燒退後就出院，出院後女士已無力出門。生命之火漸息，靈魂之火漸旺。

女士對自己生命的意義，知所得，得所求，求所願，願所久。女士遺留大體，遺愛塵世！我靜默良久，向大體老師，深深致敬！

此心安處即歸鄉

許多人心不安，心猿意馬，茫然，徘徊在宗教裡，尋找天鄉、天堂、極樂世界。何處是歸鄉？多數人終其一生，都在尋找使內心安寧的東西。

一位年輕醫生，是家中大姐，很會照顧弟妹，認眞追求醫術，與夫君醫生同開診所，診室人滿為患。隨著時光流逝，幸福被丟在一個不起眼的地方，丟著丟著，就不見了。歡情薄，人情惡。夫君與護士另築愛巢，大姐醫生獨自撐起診所，撫養兩個孩子。

婚姻因為一個人，結束了寂寞。也因為那個人，變得更寂寞。彼此互為愛人，也彼此互為仇人，愛情成為婚姻的殉道者。

大姐的門診，雖然醫術經驗豐富，不知怎的，卻日漸蕭條。10年後更是門可羅雀，索性診所歇業，到別家診所，應聘專業醫生。幾經轉折，條件談不攏，竟失業。

58歲了，人生的路，該何去何從？大姊鑽進佛教裡，參加佛教課程，聽經，唸經，幾年過去了，菩薩沒有來敲門。大姐苦悶，躁動不安，沒有得到安撫，幸福的彼岸，如此遙不可及！

住持勸大姐，放下執著，結果，大姐更執著於「放下」的執著，花很多時間去找人生答案，到頭來，只得一個答案：一片混亂。大姐常問我：「菩薩在哪裡？為何都不慈悲於我的困境？」30多年的佛教信仰，崩解！

是末法時期，諸神佛菩薩不再管人世間的事嗎？還是祂們也在劫難之中？於是，大姐轉求基督教，有更好嗎？

迷途的羔羊，在上帝屋外徘徊，禱告，請求上帝垂憐。大姐還是很迷惘，上帝遲遲沒有回應。是人類道德敗壞的末世，連上帝也不再俯聽世人的禱告嗎？大姐問我：「該怎麼辦？」她哪兒都不敢去。空虛的靈魂，鑲在乏味的軀殼裡。

我說：「船停在碼頭，最安全，但那不是造船的目的，也不是上帝造人的旨意。」我建議，先把現實生活解決，坐吃山空，烏雲更密。曾聽她說想開間咖啡屋，在鬧區又有店面，就提醒她完成自己的夢想，充實生活，開源生活費。

大姐聽了，眼睛為之一亮，收拾眼淚，風風火火，去學習沖泡咖啡課程，裝潢店面，咖啡屋雛形漸出，嶄新的生活，就要拉開序幕了。

一年多了，咖啡屋的裝潢，一直搞不定，大姐說：「開店挫折，令我恐慌！」我安慰大姐：「萬事起頭難，凡事有個過程。咖啡屋是妳的快樂屋。不急於開市，現在還在疫情期間，妳慢慢來，慢慢玩，當作樂趣。開展第二春，要春心蕩漾，不要吹皺一池春水。」

大姐終於解開眉鎖，問：「醫生，為什麼什麼事情到你手中，你就這樣輕輕鬆鬆的化解？」我笑答：「萬物的裂痕，是讓光照進來的入口。人生最大智慧，就是放過自己，不要凡事都要完美。妳愛生活，生活也愛妳。只要盡力，隨緣，不要太執著，妳也可以。」

天要變天，人要變臉，比翻書還快。有一天，大姐又是掛著苦瓜臉來報到，因為尿道炎，吃了一周抗生素，還沒好，好恐慌，好怕會死，還要求醫生讓她住院，說她不敢一個人睡，大姐好像回到無助的孩童時期。

我握著大姐的手，很不捨，說：「大姐醫生，別怕！我開藥給妳吃，很快就會好。」大姐滿臉疑惑，半信半疑，問：「真的嗎？」曾是高明醫生，怎麼會問這樣的話？是誰偷走了她的智慧？

針灸處理

尿道澀痛，針中極穴。尿出不利，一直跑廁所，針水分、陰陵泉、太谿穴。下腹緊脹，針太衝、三陰交穴。舌尖紅，尿灼熱，心經有熱，針大陵穴。殺菌，解濕熱毒，針外關、陽池穴。

解前抗生素大苦大寒傷胃，食不下，針中脘、足三里、公孫穴。肝氣鬱結，針合谷、太衝穴。恐慌，失眠，針百會、印堂、太陽穴。舌下有瘀斑，瘀血阻滯，影響腦部循環，腦血量不足，使恐慌加重，針血海、三陰交穴。四肢無力，小腿痠痛，針合谷、足三里、太衝穴。

處方用藥

用科學中藥，用導赤散，清熱利尿，治心移熱於小腸，小便短赤而澀，尿道澀痛，尿時刺痛。引心經之熱，從小便出。若再加黃連單味解毒，瀉心火更妙。

用龍膽瀉肝湯，清下焦濕熱，治泌尿道感染，小便短赤，灼熱。

方內有黃連，助導赤散之功。故未另加黃連。

方內有生地，補腎水，清熱生津，强心，利尿，抑制眞菌生長，與當歸配伍，又養肝血。

大姐已服抗生素，不宜再用黃連解毒湯傷元氣，以免殺生生之氣。加上大姐肝氣鬱結，選用龍膽瀉肝湯較八正散更合拍，兼治肝火上擾，致失眠、多夢。又本方瀉中有補，疏中有養，去邪不傷正。

加白茅根，清熱利尿，泄降火逆，通淋。治熱邪所致小便不利，熱淋所致小便短數。亦可清宣風熱，治風水相搏所致小便不利，肢節痠重。可單味煮水，當茶喝。服藥一天3次，3天份。每次尿完，用天羅水噴尿道。

連續3天，針灸吃藥。大姐的尿道炎痊癒。

有一天，大姐下腹痛，馬上恐慌找上門，問：「我會不會得癌症？」我說：「等一下針灸後，就會好了。」當下，我請大姐自己揉按合谷穴，同時深呼吸。不久腹痛就緩解，我解釋：「妳太緊張了，盆腔肌在痙攣而已。」針灸後，大姐下腹就不痛了。

為化解大姐的緊繃情緒，我分享：「有一天，愛因斯坦坐火車，車長查票，他怎麼找也找不到車票，車長很客氣說：『教授不用找了，我知道你是誰。』但愛因斯坦繼續找，甚至趴在地上找。

當車長驗完整車乘客的票，回頭看愛因斯坦還在找車票，車長說：『教授，真的不用找了，我相信你一定有車票。』愛因斯坦回答：『我也知道我是誰，但是，我忘了要去哪一站？』」大姐聽了哈哈大笑！一笑解千愁。

大姐所有身體的不適都解決了，睡覺也可以入睡了。可是一覺醒來，恐慌就如影隨形，無論怎麼向上帝禱告，都沒得到回應。奇怪的是，只要大姐一進入診間，情緒就安定下來。看到我，就不會恐慌，還被我逗得很開心，所以她每天都來針灸。

我看著大姐，良久，說：「妳來診所，頂多一小時，大多的時間，都是妳自己陪妳自己，要練習擺脫恐慌，自己拯救自己。妳就是愛因斯坦坐火車找車票的翻版，上了車，忘了哪站要下車。」大姐抿著嘴說：「可是我在宗教裡都得不到平安，該怎麼辦？」

原本想大姐是醫生，有一定的智慧，我該說嗎？遲疑了一下，我想該開鎖了：「妳要不要把妳的人生整理一下？把對前夫另結新歡的不平衡心裡，趕快放下。恐慌是一種魔，是小偷，見縫插針。它會偷走妳的精神、思考、健康。一旦被它征服了，它就操控妳的靈魂，奴役妳的身體。

最關鍵的抗戰心法，就是轉念。恐慌是一種物質，當恐慌感來襲，立刻抓住它，把它甩掉。立馬拒絕它，阻擋它入侵妳的腦。

對著恐慌物質，用強大的念力，內心喊一個威力無比的『滅』字，如手榴彈炸開。每一次失敗，不要氣餒，再接再厲，給自己鼓勵，說加油。給自己安慰，說已盡力了。

努力過後，就知道，堅持堅持，就走過來了。一個人真正的強大，是從獨來獨往開始。有多自由，就有多孤獨。心結打不開，就把它繫成花樣。

妳的正念頭，就是防護牆，一次又一次的拒收、阻擋、滅掉恐慌物質，妳的防護牆就越來越堅固，最後奪回妳自己的自主權，妳就自由了，就不再被恐魔所折磨，此心安處即歸鄉。修行、信教，不是遇見佛祖或上帝，而是遇見妳自己，向自己皈依。佛在心中，天堂在心頭。」

經過一個月的掙扎，大姐雖偶爾還會恐慌，但已能很快收心，終於走出陰霾，快樂的去忙咖啡屋了。之後，定期來針灸保養。

狸奴奴了誰

中國人養貓，最早可追溯到四千年前，在《禮記》、《詩經》中就有記載。人類最初馴養貓，是用來捕鼠。但十二生肖中有鼠，卻沒有貓。到了唐宋時期，貓漸成寵物。

古人對貓暱稱為狸奴，意即小心肝，小寶貝。並給貓取名字，地位比小妾還高。養貓成為達官貴人、文人墨客、王侯將相，甚至是平民百姓的時尚，人成為貓奴，上癮程度，不輸現代人，有過之而無不及。

古人向人索取貓來養，用的是「聘」字，還要給聘禮。唐朝有人為搶貓打官司，判官裴諝，寫下了歷史訟案《又判爭貓兒狀》。宋朝人愛貓，有專門的貓市，還有寵物食品產業。嘉靖帝是貓奴，專設「貓兒房」，給貓設官職，有專人伺候，比人還好命。貓死製金棺，還立碑。古時愛貓人，自稱鏟屎官，稱貓為「天子妃」。

宋朝出品的貓詩，是歷朝中最多的，囊括了許多大文豪、詩人，如文天祥、蘇軾、辛棄疾、黃庭堅、陸游……等等。光是陸游一人，雖號稱愛國詩人，作貓詩，獨霸一方，就有314首。陸游疼貓如疼兒，寧可自己挨餓，也要讓貓吃得飽，睡得甜。唐琬所作千古絕唱的《釵頭鳳・紅酥手》，描寫她與陸游的淒美愛情，如果唐琬看了陸游的貓詩，會不會更加悲戚！

清・龔自珍，《憶北方獅子貓》：
縺綣依人慧有餘，長安俊物最推渠。
故侯門第歌鐘歇，猶辦晨餐二寸魚。

金・元好問，《醉貓圖》：
窟邊痴坐費工夫，側輥橫眠卻自如。
料得仙師曾細看，牡丹花下日斜初。

宋・陸游，《贈貓》。

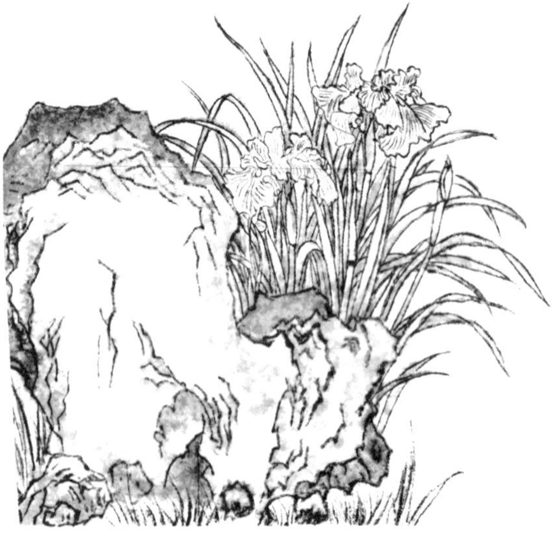

裏鹽迎得小狸奴，盡護山房萬卷書。
慚愧家貧策勛薄，寒無氈坐食無魚。

一位48歲女士，與夫君在市場做生意，夫妻倆很勤奮，很客氣，人緣很好，客源穩定，他們的攤位，還曾在競賽中得獎，樂在事業中。

不知是否因為對事業太拚了，又常常要提重物之故，老闆娘連續三次懷孕，竟連續三次流產，會不會那個胎兒，不想做生意而逃之夭夭。之後，老闆娘再也生不出小孩來。

老闆娘的父親，在她4歲時就已往生，母親含辛茹苦的將她養大，母女情深，我陪妳長大，妳陪我變老。但天下沒有不散的筵席，在她35歲時，老天的召集令，把老媽接駕返回瑤池。感情有多深，心就有多痛！

人世的經歷，生離死別，都會在人生的旅途中，不經意的來，又不經意的去。

生命的觸動，悄悄的在心底下翻騰。

自從老媽往生，老闆娘燦爛的笑容底下，隱藏著多愁善感。上無父母，下無子女，感情何處寄託？於是老闆娘決定養貓，一次養兩隻，把牠們當寶貝孩子一樣的寵愛著，老闆娘的母愛，得以在貓兒中揮灑，擼貓使生活也愜意多了。

老闆娘更年期到了，潮熱，盜汗，心悸，失眠，頭痛，頸背痠痛，腰痠腿麻，還有子宮肌瘤7公分，胃時不時就來參一腳，不是脹氣，就是呃逆。陰道、尿道常常發炎。原本在北部一位中醫師那裡調身體，適逢醫生要出國進修3個月，於是轉介到診所來。

針灸處理

失眠，針神庭穴對刺。頭痛、頭暈，針百會、風池、曲池穴。更年期各項荷爾蒙都在撤退，天癸漸絕，調肝、腎、心、脾經，針太衝、太谿、三陰交、公孫、內關穴。

陰道乾澀、陰道炎，雌激素不足，針三陰交、太谿、太衝穴。子宮肌瘤壓迫到膀胱，造成尿道常發炎，應是中氣下陷，子宮下垂之故，針百會、中脘、氣海、陰陵泉、太谿、足三里穴。子宮肌瘤，沿肌瘤外圍針刺一圈。

胸悶、心悸，針內關穴。肩頸部痠痛，是長年在市場工作勞損所致，針風池、肩井、攢竹、曲池、合谷穴。腰痠腿麻，針中渚、足三里、陽陵泉穴。胃脹，呃逆，針中脘、足三里穴。每周針灸2次。

二個月後，老闆娘病情大大緩解，改一周針灸1次，保養著。老闆娘終於追回往日笑容，更見女人的韻味。

有一天，老闆娘見到我，立即大哭，眼睛紅腫，哽咽的說：「醫生，趕快救救我，我快不行了，我已經一個禮拜沒睡了。」到底是什麼事？打擊那麼大！有如暴風雨驟降。

我問：「到底發生什麼事？妳慢慢說。」老闆娘擦著眼淚，掩著臉說：「我家貓死了！醫生，你趕快安慰我，我可能快活不下去了！」為了分她的心，我問：「妳的貓幾歲了？」老闆娘說已13歲了。

貓的平均壽命15歲，最長30歲，母比公壽。依吉尼斯世界紀錄，最長壽的貓是38歲。一般認為貓的年齡，一歲相當人的18歲；4歲相當35歲；8歲相當50歲；12歲相當70歲。那13歲就相當80～90歲了？

我一面遞衛生紙給老闆娘擦眼淚，一面說：「惜惜哦！妳的貓是有福氣的，才會給妳養，受到妳的寵愛。妳可知道牠現在已是貓老人了，再活下去，貓會嘗到老年的痛苦煎熬。妳要高興，牠一生享盡，妳給牠的榮華富貴，壽終正寢，已解脫了。像這麼有福報的貓，可能轉世投胎成為人了。妳要祝福牠才是。」

老闆娘擦擦眼淚，傻傻的問：「真的嗎？那我就放心了。」接著，要收尾了，我很沉重的說：「妳流產3次，丟了3個孩子，妳也沒那麼傷心。妳老媽往生，妳也沒那麼傷心欲絕。妳愛貓比愛人多，妳很偏心哦！」

老闆娘特別請寵物殯葬社，舉辦隆重葬禮：棺木接送，大體淨身薰香，點金剛砂，放祝福紙鶴，超渡誦經，禱告，追思，火化。在園區立牌位，初一，十五法會誦經，做七法會。骨灰做成骨灰項鍊飾品以珍藏。

一個月後，老闆娘又是哭腫的眼，看到我，淚如雨下。我問：「妳怎麼了？」結果是，第2隻貓也死了，雙重打擊，老闆娘還是傷心得不能自已！還好傷心歸傷心，不再被命運玩弄，只花一周就恢復平靜。

之後，老闆娘來針灸，我就覺得很奇怪，老闆娘的眼睛，怎麼越來越像貓眼？有時還產生錯覺，彷彿看到她的瞳孔內有貓眼，難道佛教說的六道輪迴，是真的嗎？

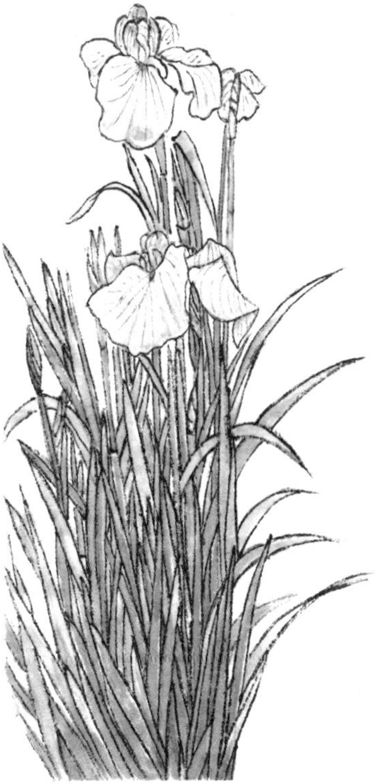

洞房花燭夜淒淒

古時，一塊白綾布，可以決定一個新婚女子的命運，不知有多少悲劇因白綾布而生！

一般習俗，婆婆會在洞房床上，鋪上一塊白綾布。次日早，新人起身後，婆婆前去檢查。如果白綾布上，見落紅，即表示媳婦是處女，歡喜迎納。反之，若白綾布上不見紅，意即媳婦已破身，被視為不潔，視為家醜。從此媳婦將遭白眼，淪為奴隸，任由婆婆折磨打罵。

清朝，有一大富人家，老爺娶原配及小妾。原配生大公子，妾室生二公子，正房常欺凌妾室母子。

大公子娶媳，洞房花燭夜後，婆婆檢查白綾布，未見落紅。當場，立即就狠狠的給媳婦，賞了一個大耳光。之後，逼媳為奴，動輒打罵，折磨花招百出。婚後一年，媳婦未孕，婆婆更氣，逼子休妻。

娘家知悉女兒處境，視女兒敗壞家風，臉上無光，不敢接受女兒。被休媳婦，無家可歸，從此了無音訊。

休妻後的大公子，母親極力為其，媒說婚事多樁，他都不肯接受，長年在外經商，很少回家。

一年後，老爺子病逝，大公子不得不回家奔喪。因長途跋涉，回到家，入夜後，和衣倒頭就睡。

次日晨，妾室及子，尖叫聲不斷，發現丫鬟被姦殺，倒在大公子床邊。此時，身穿短褲的大公子，在睡夢中被驚醒。妾室立即報官，人證物證俱在，縣令判大公子，秋後問斬。

正房惶恐，老爺及長子皆亡，從此無靠山，財產將全歸二公子，日後將受妾室母子欺壓，萬念俱灰，走到枯井邊，欲跳井自盡。

正巧，有一尼姑路過，急忙救起。正房定睛一看，竟是被休兒媳。尼姑問明緣由後，對正房說，她可以救大公子。

二人急到縣衙，擊鼓喊冤，縣令開堂，問所申何冤？尼姑說，事關當事人的隱私，請求用紙寫狀。狀紙上寫著：大公子陽痿，不能人道，不可能姦殺丫鬟。

縣令令穩婆驗身，尼姑竟還是女兒身，是處女未破。又驗大公子，果然，不能人道。

縣令驚堂木一拍，拷打刑具擺上，問妾室何以誣告？

幾經折騰，妾室才招認罪行：打從大公子小時候，妾室就暗中給他少量散骨藥，及長成人，終不能人道。大公子回家，先將其灌醉。丫鬟是二公子先姦後殺，丟在大公子臥室，並將大公子脫去衣服，只剩內褲，嫁禍於大公子。計成，即可霸佔家產。

縣令判妾室母子斬首，判決完畢，大公子無罪釋放。正房向尼姑道歉，請求尼姑還俗，與前夫復合。尼姑未回應，逕自走出公堂。一場白綾冤，終於潔白如霜，洗去冤屈。

※※※

一對相戀的醫生情侶，有情人終成眷屬。新婚洞房花燭夜，郎情妾意，卻新郎英雄無路，這是為什麼？莫非……？原來新娘碰不得，一碰及陰部，新娘立即痛得哀哀叫，根本無法完成交合。

從此，新娘踏上「救陰」之途，遍訪名醫，始終無法行房。新娘夜夜春宵心淒淒，年輕夫君夜夜難耐心涓涓！

色即空，空即色，半緣修道半緣君，蕭索紅燭昏羅帳！

當女士醫生出現在診間時，萬般無奈，面無表情。女醫還患有多囊性卵巢，子宮肌瘤，子宮內膜異位症，行經時血塊很多，痛經很厲害，尤其是右下腹特別痛，陰部痛。

女士自己是西醫師，常上網查詢相關醫訊。花了很多求醫時間，各科醫師能看的，都看了個遍。可以檢查的項目，都查了個遍。醫生診為：黴菌感染，陰部神經炎，會陰神經炎……，還有醫師懷疑是盲腸炎。不論診斷什麼病名，所開的藥，所打的針，都如竹籃打水。消炎藥、止痛藥，都撼動不了陰部。

斷雁叫西風，風吹光陰，風急雲低。花落紅，紅了楓。好花謝了春紅，春天終究不肯嫁春風。好春逝匆匆，百花盛開催人老。

三度春去，春又來，又是春宵，無處不飛花。春雨淅淅瀝瀝，佳人獨坐幽簾內，胭脂淚交織春雨，對愁眠，點滴到天明！都40歲了，想生小孩的夢碎了，如灰飛煙滅，如雨灑滿地。

這到底是什麼病？如果各項檢查都正常，各種治療都無效，會不會是心理問題？而不是生理病理問題。

我問：「妳是不是有潔癖？認為房事不潔？還是有被性侵過？」女醫連連搖頭。再問：「妳愛妳的丈夫嗎？」女醫毫不猶疑，點點頭。

她滿臉疑惑，中醫能治這種疑難病嗎？有點不情願，又不得不求醫的無奈，寫在眼神、嘴角上。因為女醫對中醫沒信心，不想吃中藥，只好做針灸，將女醫的肝經疏理一番。之後，女醫未來診，轉求其他醫生去了。

2個月後，女醫再次出現，說陰部痛到不能坐，仍無法行房。

針灸處理

3年久病久醫不效，多服抗生素，止痛藥，陽氣多傷。提振陽氣，針百會穴，該穴亦治陰部疾病。肝經環繞陰器，針太衝、三陰交穴。久病及腎，腎有激素樣作用，又肝腎同源，針太谿穴。

陰部痛，針中極、曲骨、髀關穴。其中，曲骨穴，針尖到位，稍退採45度角向外針。針髀關穴，腿勿直放，採45度角向外橫擺，如青蛙腿狀。女醫面色恍白，補氣血，針足三里、三陰交穴。

一個月後，女醫較能接受針灸，加治子宮肌瘤，針中極、子宮、曲骨、橫骨、三陰交穴。月經血塊，針血海、三陰交穴。經痛時，針三陰交、公孫穴。其中，三陰交穴針尖到位後，稍退，針尖貼骨，往上斜刺1.5寸。一周針灸一次。

第一次針灸完，女醫感覺人比較舒服，陰部還是痛，只要人醒著，陰部無時無刻的痛。針灸一個月，女醫陰部痛有緩解，痛的時間有間歇性，不會痛到不能坐。療效算慢，但女醫見有轉機，終於肯吃中藥。

有一天，我建議：「妳要不要調解一下妳的敏感度？不要什麼都完美主義，好讓妳的免疫系統，不要過度緊張。最起碼可以放鬆一下，找點小樂趣。」女醫來看診已3個月了，臉上從未有過笑容一絲。

女醫表示，她很納悶，身體不舒服，哪來閒情找樂子？哪有可能放鬆？

我說：「一般人騎機車，如果連過4個十字路口，都遇到綠燈，可能就很開心，但妳不會。」女醫反問：「這有什麼好開心的？」

我再說：「連日下雨，看見陽光，有人欣喜，有人感恩老天，妳可能沒有什麼感覺？」女醫回應：「這沒什麼呀！」老天聽了，皺皺眉頭，這個被寵壞了的小女人！莫非她已修行到「至樂無樂」境界？

回到主題：「大醫生，這就是妳的生活觀，價值觀。當妳對簡單的幸福，不再有感覺時，是妳的純眞善良，鋪滿了油膩，充滿了『機心』。這也就是爲什麼妳看病，都看不好的原因。妳什麼都很嚴苛，冷峻，一絲不苟，妳很難伺候，這些年來，苦了妳的身體，也苦了妳的靈魂。」心冷心窮，一輩子受苦。

我建議：「每天發現一件美好的事，改變自己的場，例如：小花開，小鳥叫，小孩笑，老人慈祥的臉，月亮圓又亮，吃了好甜的水果，咬了一口美味佳餚，看一場好看的電影……。

人生簡單過，柔軟過，人生一眨眼，就過眼雲煙了，一切都是自生自滅。」女醫聽了，皇太后的表情，不敢苟同的眼神，銳利掃過。

我繼續說：「痛是一種物質，才能藉由神經傳導。是物質就有靈性，隨主人的場而變化。相由心生，有什麼痛相，就有什麼心相，反之亦然。妳可以試著，把自己抽離出來，用第三者的眼光看那個痛，痛就不那麼明顯。」

我問：「妳知道馬桶最神聖任務是什麼嗎？」女醫眼神不屑，嘴角動了一下，沒回答。

我自問自答：「那就是『放下』，每次如廁時，它都提醒人，把不好的東西丟出去，人才會輕鬆，否則會產生毒素，日久成疾。馬桶哲學，要我們想想自己還有什麼沒放下的？每日一省吾身。也許，妳放下陰部痛的怨氣，馬桶就賞妳，奇痛如失。」

針灸4個月，女醫陰道痛緩解，只隱隱作痛，時好時壞，還是不敢行房，並沒有完全康復。但月經來時，肚子較不痛，血塊也減少很多。恰逢新冠肺炎疫情爆發，女醫就停止治療。

雖然女醫未來診，我仍惦念她的病痛，但願她已康復。至今，我還在努力研究她的病症。

庭院森森深幾許

庭院，能種什麼？種花、種樹、種青春；種情、種愛、種春風；種悲、種歡、種夢幻。

一位56歲女士，從北部來看診，候診時，眉頭緊皺，始終低著頭，黑眼圈很深，滿臉落寞，不知悲風從何處吹起？

等女士走進診間，近看，一張樸實憨厚的臉。50多歲的年齡，較常見求診的是：更年期問題、失眠問題、外遇問題、親子問題、筋骨問題。這位女士到底要看什麼問題？為何腳步那麼沉重？

當女士坐上診椅，用那溫和的聲音說，她是看了我的書，琢磨想把自己的人生，做一個重大的改變，想要告別從前的人、事、物。澈底的人生翻轉，轉得不好，遍體鱗傷。這個煎熬的關卡，要向誰求救？

謎一樣的舞台，拉開序幕：

有一家商店，店主是個虔誠的佛教徒，常去佛教團體做義工，還常義務教人做養生操、太極拳。店主為人彬彬有禮，如謙謙君子，所以生意興隆，客源穩定。女士就是店主的忠實顧客，因為是常客，日久熟了，聊起家常。

店主的妻子，在很年輕的時候，就因病往生，留下讀小學的兩個小孩。店主親自扶養，裡裡外外，格外忙碌。女士好心，有空就幫忙，打點店裡的雜事雜物。

日久，由外而內，女士幫忙打理，店主家中，瑣瑣瑣碎碎的家事。店主家的庭院很大，有鞦韆，典雅涼亭，精緻座椅，桌球場。種了100棵五葉松，百年雄偉榕樹2棵，多種花花草草，綠意盎然，旖旎風光，鑲著露水淚光。

女士的善根蔓藤，無盡的延伸，日久更進住店主家，連店主的母親生病住院，女士也細心照顧老母親，直到老人家往生，長達3年。還幫忙照顧他那兩個小孩，直到孩子長大成人，兩個孩子很爭氣，都讀醫學院，都當了醫生。

聽到這裡，千絲萬縷的倆人情，女士都未稱店主為「先生」，我好奇的問：

「妳和他沒有結婚嗎？」算一算也有24年了。女士回答：「我原本就出自，對他的敬意，想幫忙而已，沒有想要求回報。」哇！這世界上還眞有如此純情之人！

我還是不解，又問：「他對妳好嗎？難道妳對他，沒有男女之情嗎？」這不是很反常嗎？24年呢，不是24天哦！只有深情，沒有愛情？兩個漩渦，纏綿不悱惻？

頓時，女士低下頭來，喃喃的說：「孩子强烈反對，他們怕爸爸的錢財，被我霸佔了。」24年的工資也該付吧？

我急著又問：「那老闆，也沒表達意思嗎？」女士只有搖搖頭，默不作聲，有難言之隱嗎？後來呢？

生命中的事，哪個是過眼雲煙？哪個是永恆的璀璨？

女士見孩子都已長大，沒有她著力的地方，所以就回到自己的家去住了。離家時，風華正茂。回鄉時，髮鬢白霜。少女離家，老婦回，不勝唏噓！

故事就這樣結束了嗎？時光成了故事，歲月成了風景。

之後，女士和店主仍有來往，因店主養生有素，身體健朗，近70歲了，性功能仍强，性慾仍旺，幾乎每周約會一次，享受魚水之歡。佛家說，伸手只需一瞬間，牽手卻要五百年，千年修來共枕眠。但，多數的女人，誤把男人的欲望，當作真情。

我的書，是店主送給她的，看了書後，女士決定要拯救自己的靈魂。於是，向店主提出，要分手。

此話一出，頓時，山崩地裂！店主怒吼，對她咆哮，一巴掌揮過去，用那如鐵頭的拳頭，拳打腳踢，扯著她的頭髮猛捶。女士嚇死了！尖叫哭嚎，店主仍沒住手。一個柔弱的女子，怎能經得起，練過武術的大男人拳腳？

感情經得起風雨，禁不起一巴掌。

見到滿臉流血的女士，頓時，店主從情緒失控的怒火中，猛然驚醒，趕快去拿藥想幫女士，敷傷口。不料，轉身間，女士驚恐，倉皇，奪門逃出火坑。女士好後悔前半生的付出，如果當時不要那麼執著……。

人生沒有如果，只有結果、後果。

認識30多年，女士才看清，店主的猙獰面目，好嚇人！心有餘悸，情感的傷痛，撕心裂肺，超過身體的傷痛。雖然已經過了一個多月了，女士把頭髮掀起來，指著額上、頭上的包，手上腳上，依稀還可見到，一大片一大片，已淡去的瘀傷，那些都是重創的悲慘痕跡。說罷，女士淚如黃河奔流，痛苦不堪！

我輕輕抱著女士，一下子，她就投入我懷抱，痛哭失聲！初次見面，卻如見親人，這樣悲淒的事，女士也不敢給家人知道，我不斷的輕撫女士的肩背，不停的說：「惜惜哦！哭吧！捨棄，捨棄妳的人。扔掉，不愛妳的愛，全部扔進，不可回收的垃圾桶。妳很勇敢，一切都會過去的。」

人生似瓦盆，打破了方見真空，先碎後空。

針灸處理

等女士哭停了，換我收拾殘局，傷心的過往，忘了吧！放下吧！針印堂、太陽穴，由上往下透針。精神幾近崩潰，針本神、神庭穴對刺。安撫過，提振陽氣、生命力，針百會、關元穴。

失眠，針神門穴。傷痛得茶不思，飯不想，針足三里、三陰交穴。全身無力，提不起勁，針合谷、太衝穴。緩解頭、手、腳被打傷的瘀痕，針風池、曲池、血海、三陰交、陽陵泉穴。

針灸後，女士的情緒較平靜，精神較好。回去後，店主還是常打電話給她，一直向她道歉，想要破鏡重圓，說著對她的情愛情愫，還不斷的動之以道德。

沒有道德底線的人，向堅守道德底線的人，上道德課？

世界上沒有眞正的壞人，只有變壞了的好人。

人不能丟掉生命的純樸，與靈魂的高貴。比起孤獨，更令人不堪忍受的是，丟了自己。女士痛下決心，鐵了心腸，斷然回絕，並換了手機號碼。終於，女士找回自己的靈魂，安放。

大恩生大仇

人之初，是性本善？性本惡？還是善惡相摻？善從何來？惡從何來？

有一個家庭，父母生了3個女兒，都浪優秀。其中老二，自幼天資聰穎，心地善良，長大經過一番寒澈骨，當上了醫生，悲天憫人，濟世救人。

老二有空，就帶洗腎的老媽來針灸。日久，她見老媽精神氣色，都有浪大進展，反正等老媽針灸的時間也是等，乾脆自己也一起做保健針灸。醫務的繁忙，老二頭痛，肩頸痠痛，腰痠背痛，眼睛痠澀等症狀，變成家常便飯。常四肢冰冷，又有遺傳性腎囊腫。

針灸處理

頭痛，可能是醫院冷氣太冷，壓力大，且長時間待在冷空氣中，針百會、風池穴。頸項痠痛，久低頭工作之故，針風池、曲池穴，點刺大椎穴。腰痠背痛，多是肌筋太勞累，針攢竹、中渚穴，點刺天宗穴。

四肢冰冷，强心，開四肢關節，針內關、合谷、太衝穴。老二常在開刀房工作，開刀房冷氣强冷，且陰氣重。陽氣若不出表，易有陰物來附，加强衛陽，衛出三焦，溫心陽、脾陽、腎陽，針內關、足三里、關元、百會穴。

遺傳性腎囊腫，與基因突變有關，不可逆，目前無法根治，要預防囊腫出現分隔、鈣化、結節、腫大，並要預防囊腫發展成尿毒症、肝纖維化，針陰陵泉、三陰交、太谿、關元穴。

新冠肺炎疫情，老二打完疫苗後，發燒一個月不退，又打流感疫苗也發燒，針外關、陽池、合谷、風池穴，點刺大椎穴。

時不時就牙痛，這和腸胃寒，三叉神經受寒有關，老二不喜歡看牙醫，也不想吃消炎藥，針率谷穴橫刺、頰車穴透向痛牙、二間、三間穴。每次針完當下，牙痛就緩解。

雖然老二第一次針灸，卻一點都不怕針，她自己更是常給病人打針。針灸後的舒暢，使得老二喜歡上，那種氣血調和後的輕快感，更喜歡和醫生聊天。一般醫生來看診，都特別客氣，惺惺相惜，相敬如賓。

相處久了，比較熟了，有一天，我對老二說：「妳擁有男性骨架，卻是女性生殖器，基因先生把妳的基因序列，動了手腳。」老二聽了，大吃一驚！愣了一下，說起前幾天的事，她到X光室取片子時，X光師問老二：「此X光片患者的性別，是不是寫錯了，應該是男性才對。」老二笑著回答：「那是我的X光片。」

老二可以隨時散發她的熱忱及善良。脫下醫生服，就見女性的風采韻味，還像仙女一樣，散發生命的熱力，看到有捐款箱的地方，就會專程下車去贊助，有如天女散花，樂善好施，溫暖人間。

有一天，老二經過一座土地公廟，見有香油錢的箱子，就停車去投錢。還沒走到捐款箱，一陣陰風颯颯，迎面而來，令她打個冷顫，渾身不舒服，就趕緊逃離。

來診時，老二問我：「那是怎麼回事？」我說：「那可能是陰廟，妳純正的陽氣，沖到陰廟的陰氣了。有可能那個廟內沒有土地公，而被狐黃白柳灰類妖物附體了。」

老二問：「為什麼我做善事，還被陰物所犯？」

「我們都不知道所捐出的錢，用在什麼地方？人常被假象迷惑，所捐的錢，可能助紂為孽，是惡事。」

「怎麼會這樣？那平常捐給路邊、市場上乞討的人、托缽僧，也是嗎？」

「現在比較少見。那很多是集團操控的，他們比妳還有錢，有的用道具裝成托缽僧樣、殘疾樣，裝得不夠可憐，要到的錢不夠多，乞討者可能就會被揍，或被砍手、腳。這到底是做善事，還是做惡事？」

「那放生呢？」

「放生有時候就是殺生，有的人把買來的魚或烏龜，放在不知水性的水裡。魚龜放下去，可能就被大魚吃掉，或被毒死。還有人專門等人放生，去撈起來，再賣給放生的人。這到底是做善事？還是做惡事？」

「哇！做善事，竟這麼難！」老二很是驚嘆！

「我請教妳，假設有一個母親懷孕了，但她已生了8個孩子，其中，有3個是聾子，2個是瞎子，1個是智力不足，只有2個是正常。而且，這個媽媽自身還患有梅毒，家計很沉重。妳說這個孕婦應不應該墮胎？」

「從醫學上看，應該是墮胎，對大家都好吧！」老二善意的分析。

「那妳就殺了貝多芬，那是貝多芬的母親！」喔喔！

「有時候我幫助別人，好像還惹來怨氣，怎麼會這樣？」老二說完，眉頭皺一下。

「可能對方感到被『施捨』，使對方自尊心受損，受傷害。不要輕易的給予，那是對別人不尊重。善良很貴，不要廉價售出。

幫助別人要用在刀口上，點到為止。讓人長期依賴妳的善根過活，妳就是在種下對方的惡根。一個恩未施，頓生恨。恩生於害，害生於恩，大恩生大仇，最終恩將仇報。

善惡相依，妳的善，突顯了對方的惡，或不善的困境。善也會觸動惡的因素，相生相剋。就像天微暗時，依稀還可見，只要一點燈，燈外室外頓時更顯得黑暗，什麼都看不見。黑暗也是一種光，叫黑光。

善事，不一定就是慈悲，說低了，是一種執著。佛是慈悲的化身，法力無邊，還有全能博愛的上帝，祂們任何一個神佛菩薩，一揮手，全人類的疾病災難就會消失，祂們怎麼就不做善事？

凡事都有因緣關係，可憐之人，必有可恨之處。其實，別看表面上人在受苦，受點苦也許是好事，消點業，以後的日子就會好過一些。有些流浪漢，別看他穿得破破爛爛，邋裡邋遢，髒兮兮的。其實，他全身都是功，身後有天龍八部護衛著。

雖然善惡都看在眼裡，人還是要堅持保持善意。善良比聰明難，聰明是天賦，善良卻是一種選擇，善良也需聰明來加持。」

「哦！哦！那要怎麼樣做，才是做善事？」老二低著眉頭問。

「妳最大的善事，就是把妳身體內100兆的衆生，照顧好，好讓妳在醫術上去救更多的人。

妳把自己的精神滋養好，當妳年老時，活得有尊嚴，沒有給家人造成困擾，沒有發生交通事故、家庭事故、社會事故，沒有給社會造成負擔，這就是妳對社會最大的善。

把別人的願望，還給別人，讓靈魂安頓，在薄情的世界活出深情，這就是對生命的最大的善。

不僅如此，萬物皆有靈性，對所用的電腦、手機、汽車、機車、桌椅、家…等等都要善待，都可以做善事。如果用力甩門，門會痛的。把碗盤摔破了，碗盤會心碎。濫墾山地，山會哀叫，發生山崩土石流。將河攔截，河會嚎叫，發生洪災。土地上鋪上柏油，地會生悶氣，人無法接地氣，踏多的人易煩躁。」

「還有更高境界的善。」一山還有一山高。

「眞的嗎？還有？那是什麼？」老二驚訝的問。

「守住心性，常保善念，圍繞在身體周圍的衛氣輝光，就會閃閃發亮。善念，念力是一種能量，一種粒子運動，一種陽氣。陽氣若天與日，善的念力越強，能量越大。

善的念力夠强，妳不需做什麼具體外在的善事，在妳周圍的場，一切陰性、惡性不好的物質，都會被抑制，當然，自己該承受的業力苦難，還是會來討債的。可能有人想做壞事，當妳一走一過時，就被抑制而沒有行動。有人身體不舒服，在妳的能量場的當下，人會舒服一點。

所有的細菌、病毒，也都暫時被抑制，妳就不易感染疫病。心性不好的人，呆在妳的場，會不舒服，就會自動離妳而去。妳的場就會變得清淨。妳會扭轉因果，由被動變主動，掌握自己的命脈。」老二聽了，豎起大拇指。

「還有最高階善的境界。」

「啊！還有啊！」老二張大眼睛的問。

「當善念到了極致，念力粒子的震動波度，就會與宇宙頻率共振，感天動地，直達天庭。全宇宙善的力量，就會來加持，護善，甚至神佛菩薩都來圓滿，出現神蹟，奇蹟。」

老二聽了豁然開朗，開懷而笑，說聲：「謝謝醫生！」從此，這世上多了一個懂得生命的人，多了一顆揮去塵封，綻露出光芒的明珠。

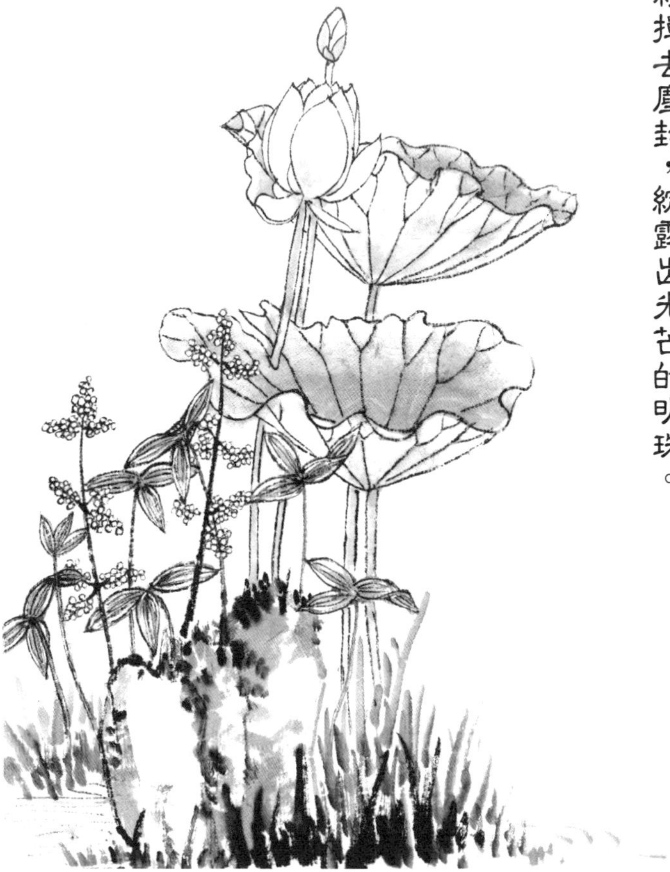

不堪回首

多數人，在一生中，多有不堪回首的事。怎麼會有人，一回首，就痛不欲生？

一位32歲大姑娘，嫁作人婦後，夫君從商，對嬌妻疼愛有加。孩子上高中了，小婦人家事少了很多，開始拿手工藝品在家做，貼補家用。

後來家中經濟富裕，先生說不必那麼辛苦工作。於是，小婦人整天吃喝玩樂，全不必做家事，好不快哉！

那麼多好玩的事，小婦人最愛的休閒，卻是打麻將。麻將桌好像有磁鐵，婦人一坐下去，就起不來，打到昏天暗地，還很有戰鬥力。就這樣，日復一日，年復一年，幸福得令人稱羨。

不知不覺，幸福時光，一晃，就過了10年。小婦人右手開始有點麻，她不在意，繼續在麻將桌上，揮灑技藝。隨著手麻感，由小範圍到大範圍，由十指指尖，到整個手臂，連到肩頸背，手麻還伴有無力感。有時做轉頭動作，一個不順，就有觸電感，很可怕！最後演成，手變得不靈活，無法扣扣子。

以前，睡覺時，小婦人一躺下來，就可入睡。那種幸福，一下子就被打得稀爛。現在，平躺只能半小時，只要超過半小時，頭就像被雷劈到，頭痛欲裂！只能趴著睡，或坐著睡。

頸部有如酷刑，銬上枷鎖。不堪回首，只要一轉頭，姿勢不對，頭就痛得要命，簡直痛不欲生！眞想把頭剁掉，把手砍掉。

花在打麻將的時間，加倍花在看醫生的時間。小婦人到西醫去檢查，結果是，頸椎第四、五、六、七椎，都長骨刺。膽固醇320，三酸甘油脂286，醣化血色素11.2。打麻將的成果，竟如此驚人！

醫生說骨刺太嚴重了，要開刀。但先生堅決反對，他所熱愛的月亮歌后，23歲時，因脊椎手術失敗，造成從此下半身癱瘓的記憶猶新，不敢讓嬌妻冒險。

於是，先生帶著愛妻，四處求醫，只要有人推荐的醫生，先生一定不辭千辛萬苦的前往，有醫生看到沒醫生，還是繼續尋求生機。一路走來，由少婦，變成中年婦人，走過更年期，15年了，骨刺依舊在，痛苦不曾減，拜神求佛不曾少。

頸椎骨刺種類

頸椎像竹子，一節一節的，共七節。脖子活動最頻繁在頸椎五、六節，其次是六、七節。骨刺即椎間盤突出。

※軟骨刺：因用力不當，外傷，致使椎間盤突出，年輕人較多。

※硬骨刺：因頸椎產生退化，或長年使用頸椎，或常用脖子頂重物。

身體在成長停止後，開始退化。超過50歲者，約75%，有退化性頸椎病。70歲以上年長者，幾乎100%，或多或少有頸椎退化。

頸部骨刺症狀

※頸椎病：頸部活動不平均，牽拉扯，延至後枕部，肩胛骨，上臂，胸部之

筋肌膜。

※頸神經病變：當頸神經根受骨刺壓迫，後頸麻刺痛，沿著後枕部、頸、背、肩胛骨、肩膀、手臂，到手指。若脖子轉某個方向時，麻痛加劇。

※上肢神經反射減弱：二頭肌、三頭肌、肌腱及腕關節等的神經反射減弱。

※肌肉力量減弱：肌肉使力不順，或難使力，難提東西，握手無力。日久則肌肉萎縮，運動變差。

※感覺異常：手輕輕刮，會有麻感。手指端反應及運用，變遲鈍。細小動作難達成，難扣鈕扣，拿筷子不穩，四肢無力。

※頸脊髓病變：頸部轉動，即手麻，突然感覺異常，或放電，觸電感。若骨刺壓到椎骨動脈，產生陣發性眩暈。步伐僵硬，腿輕度癱軟，走路不穩，一跛一跛的。膝、腳跟神經反射增强，腳底板用力彎曲，會顫抖。久則產生肌肉萎縮。感覺功能喪失。嚴重時造成排尿困難，二便失禁，癱瘓。

針灸處理

骨刺，針頭皮針，針感覺區中2/5，健側，即百會和懸釐穴間，約1/2處，由上往下，透向懸釐穴，加患側上完骨穴。針完，令患者聳聳肩。後頂穴，2針排刺；天柱穴，2針夾脊排刺。並直接在頸部第四、五、六、七椎外，直刺。

頸部骨刺，所造成的疼痛感，所波及的範圍，超過解剖學的範圍，引起肩、臂、手部的痠麻感，肌肉無力，整隻手不靈光，運動不協調，是否是經絡、筋、肌、膜都一起掃蕩了？

手麻，大椎穴點刺。針風池、曲池、三陽絡透向外關穴、合谷穴。或上八邪（八關穴），令患者微握拳，在手背側，第一至五指間，從骨間肌，透向指蹼後方，赤白肉際處，輪用。

第五、六節頸椎，椎間盤骨刺，波及頸部中央痛覺，傳導到枕部，造成嚴重的枕部頭痛，針前頂刺向百會穴、風池、天柱、太衝穴。痛處，大椎穴强刺激點刺。

下肢痠麻，針腎俞、委中、陽陵泉、太衝穴。腰背痠痛，針委中穴。腎主骨，補腎，針腎俞穴。肌肉問題，補肌力，針三陰交、委中穴。强筋力，針陽陵泉穴。順便治療膽固醇，三酸甘油脂，活血，化瘀，化濕，針血海、三陰交、陰陵泉穴。糖尿病保養，針合谷、三陰交、曲池、公孫、陰陵泉、足三里穴。有時眩暈浪厲害，針百會、風池、率谷、印堂穴。隨證加減穴位，穴位輪用。不定期針灸。

特別囑咐

※勿食冰品、冷飲。早晚勿吃水果。

※注意頸部保暖，勿穿背心、露肩、露胸衣服。

※勿提重物，勿在頭部、頸肩頂重物。

※頸部勿彎曲太厲害，或太久。

※避免過度轉動脖子的運動。勿做脖子轉圓圈運動。

※枕頭，要填滿頭頸部，至少要有耳朵的高度。

※勿歪頭夾話筒說話。睡覺手機勿放枕頭邊。

※勿久低頭工作。
※頸部的位置，勿超過肩膀，微向後一點。
※沐浴後，用熱毛巾（3分鐘），冷毛巾（1分鐘）交換敷脖子。

婦人有針灸的當天，至少有舒服一點，雖然次日病情如故，卻好像見到了希望。原本最好每周針灸一次，因為她住南部，先生事業忙，已痛了15年了，好像沒抱什麼太大希望，先生有空，才載她來針灸，也曾三、四個月，不見人影。

針灸3年多，終於可以平躺的時間增加了。手終於像自己的身體部位，頭已不會痛到要炸開，眼睛不會刺痛到要爆開。太忙太累，眩暈就嚴重發作，需要人攙扶。

再針半年，才真正可以平躺睡覺，一覺天明的感覺，真幸福！手偶爾還是有點麻，太勞累、感冒時，頭還是會痛。醣化血色素9.1。久沒來針灸，還會舊病復發。

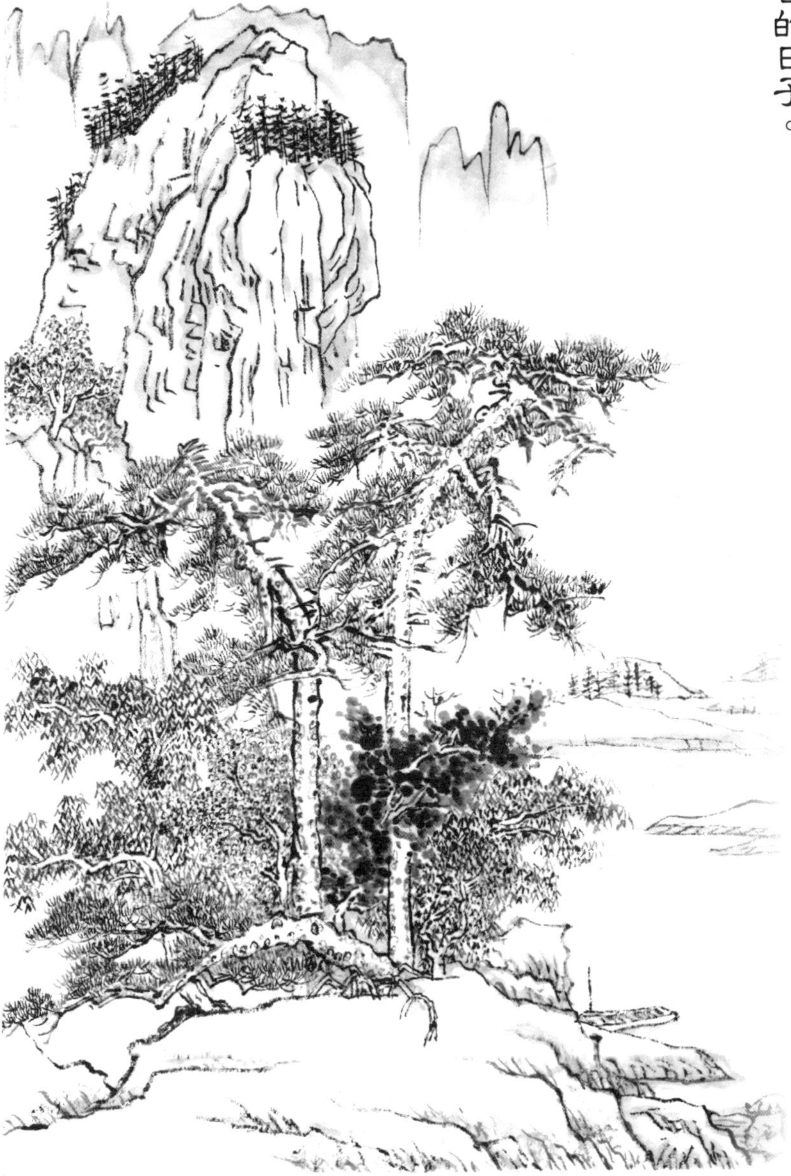

眞是漫長辛苦的治療之路，小婦人很高興的說，很值得，終於可以揮別不堪回首的日子。

半情半愛半苦樂

當生命走到盡頭，回顧一生，三萬多個日子，是怎麼過的？時間像水做的刀，滑過一切。「十日從來九風雨，一生數去幾滄桑。」如果生命可以重新來，想要怎麼過？當昨天越來越多，明天越來越少時，日子要怎麼過？

一位40歲男士，妻子罹患膽管癌，經過8個月的折磨，雖然先生極力照顧，傾力蕩財，終究熬不過病魔的魔手，老婆撒手人寰，留下一雙兒女，才剛讀小學的幼童。悲痛過後，日子要怎麼過？

先生父代母職，在大霧瀰漫的日子，尋尋覓覓太陽光，有時自己扮演太陽，獨自把孩子拉拔長大，未再婚。皇天終於不負苦心人，女兒嫁個好女婿好歸宿，兒子也有一份好工作。先生82歲了，還每天煮飯，讓已中年未婚的兒子，下班回到家，就可以吃上熱騰騰的飯菜。

山再高，終不能撐著天。
雲再深，終不能載著物。

時間像小偷一樣，偷走了青春、壯年，也偷走了健康。經歷人生風霜的老先生，有特別身分，在某家大醫院看診免費，連掛號費也都全免。頻頻進出該醫院，挽救那被偷走的健康。

近年，老先生腰痛，已痛到影響睡眠，在該醫院治療，從西醫復健，到附設中醫院部針灸，已一年了，還是差不多。原本捨不得花錢，那位久藏在心中的一位中醫師，遲遲猶疑，踱步不前。

兒女都已成長，經濟無憂，何以捨不得花錢花在自己身上？自己的健康就是兒女的財富啊！對自己的健康一毛不拔，最終，會被醫院拔得一毛不剩。

老先生終於出現在診間，當他敘述完病情，我一看老先生的背如弓，駝背得很厲害，被人生的重擔風霜，壓得頭都低於背脊，脊椎骨都彎曲50度了，走路如烏龜踱步，難怪久治不效。

老先生因腰痛而失眠，前列腺肥大，夜尿4～5次，四肢無力，視力模糊，還伴有高血壓，腎臟萎縮鈣化。瘦得皮包骨，好像風一吹，就會被吹倒。但老先生的眼神堅毅，他是自己騎機車來的，騎了20幾分鐘。

針灸處理

這麼嚴重的脊柱彎曲，要從哪裡下手？先補陽氣，針百會穴。凡筋骨病，都有筋縮、筋短之病癥，連帶經絡的氣阻，加上內臟的失衡。

老先生的腰痛，應該是整個脊柱走位之故，先針頭皮針腰區，約強間透向腦戶穴、腎俞穴，再循脊柱兩旁，摸之較緊、較硬處下針，由上往下針，有些針在華陀夾脊穴。脊柱要通督脈，針後溪穴。

四肢無力，開四肢關節，針合谷、太衝穴。筋會陽陵泉，鬆筋，針陽陵泉穴。年老補氣血，滋養經絡，針三陰交、公孫穴，因採俯臥，針不到足三里穴，以公孫穴代負使命。

前列腺肥大，針陰陵泉、太谿、湧泉穴，近會陰處斜刺，加頭皮針生殖區，約頭維穴向髮際處透針。腎臟萎縮鈣化，針腎俞、命門、太谿穴。活血化瘀，針血海、三陰交穴。

俯臥30分鐘後，起身，再針眼睛模糊，加强視力，針攢竹、太陽、睛明、承泣穴，再坐半小時。

第一次針灸完，病情沒改善，但老先生覺得精神爽，身體輕鬆多了，於是一週來針灸3次，天冷風雨無阻。因為擔心老先生安全問題，當下雨天、寒流天時，請他暫停治療也無妨。如果一定要來看診，請他不要騎機車，改搭車來。但老先生堅持要騎機車來看診。老先生更在候診室，交了不少朋友，很健談。

老先生還常安慰我，他知道他的病很難治，叫我壓力不要太大。也許就是他的堅毅精神，所以才熬得過人生的風風雨雨。

老先生似乎很喜歡來診，喜歡和我聊天，他常表示非常懷念亡妻，難怪老先生沒有再婚。魂縈夢牽，「千里孤墳，無處話淒涼！」

轉眼40多年了，「君埋泉下泥銷骨，我寄人間雪滿頭。」老先生已眉頭皺如紋，鬢如霜，塵滿面，他日與亡妻在黃泉路上相逢，她是否還認得老先生？

2個月後，老先生一進門就笑嘻嘻的，很可愛，他張大眼睛的報佳音：他第一次，一覺到天明，竟沒有起來夜尿。

還有一天，老先生很高興的，指著頭髮說，他驚訝的發現，自己的白頭髮減少了，黑頭髮變多了！感到自己幸福無比。誰知曾以為，老去是很遙遠的事，現在卻覺得，年輕是很久遠的事。

有一天，老先生告假，說西醫安排，要做前列腺肥大切除手術，當然也是免費的。我告訴老先生，請西醫評估一下，如果可以不動刀，就不要動刀。老人家開刀，很傷元氣和生命力。何況經過調理後，他尿尿很順，已不會想尿時就來不及，或尿不出，或尿不順。

老先生很樂觀的說：「該切就切，該怎麼樣，就怎麼樣！」他已將生死看開，心開，路就開。老先生胸懷大得，可以裝下人生的酸甜苦辣。

次周，老先生照樣來針灸，醫生說他的前列腺狀況尚可，可以不用動手術。半年了，老先生依然駝背，腰還是有點瘦，但已能入睡，夜尿1～2次，精神舒暢，他已很滿意，就結束療程。

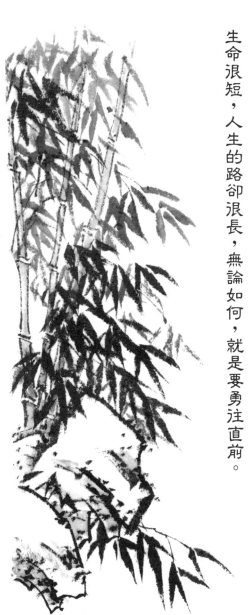

生命很短，人生的路卻很長，無論如何，就是要勇往直前。

老實的風流仔

蘇軾：「大江東去，浪淘盡，千古風流人物。」什麼是風流人物？指的是很英俊，很傑出，對時代很有影響力的人物。亦指舉止瀟灑，不拘禮法，或善於調情的人。

中國五千年文化，傳載著歷朝風流人物，各有各的風流特色，翻躍浪濤上，隨大江東去，源遠流長，炎黃子孫代代傳唱著。

且看幾位情場上風流人物：

唐朝杜牧，踏遍青樓，「贏得青樓薄倖名。」

北宋賈奕，錚錚鐵骨，與宋徽宗，皆鍾情青樓女子李師師，竟斗膽還和皇帝吃醋。

南宋韓世宗，驍勇善戰，看上青樓女子梁紅玉，結為夫妻，留下「妻子擂鼓助戰，丈夫浴血廝殺。」的千古佳話。

現代小人物的風流是怎麼成韻的？

一位25歲年輕小伙子，當兵退伍後，就在工程單位，擔任繪圖工程師，常要到深山曠野，白天勘查測量地形，晚上繪圖。荒郊野外，吃、住、用都是簡陋，克難式。小伙子憨厚老實，任勞任怨。

30年前，有工作做，就很幸運、很幸福了！小伙子的同學，大多工作還沒著落呢！十幾年來，他都與孤影為伍，好不容易工程告一段落，小伙子終於可以坐在辦公室辦公了。

小伙子說話溫和，謙恭有禮，工作從不挑剔，樂於助人。上上下下，都喜歡這小伙子，稱他為老實人。他的長相：小鼻子，小眼睛，瘦尖的下巴，耳輪乾扁，駝背，身高158公分，臉色黃暗，眼尾、兩眉間、嘴角旁有很多皺紋，很沒男子氣概，就是一個「醜」字了得。

老實人生性羞澀，見到女孩子就會臉紅，雖很肯吃苦，卻不善交際，都交不到女朋友。大家相處久了，知道個性，也不再被他的外表所障礙，還覺得嫁個金飯碗，又忠厚老實的他，是個完美歸宿。

辦公室一位阿姨，充當月下老人，為老實人牽紅線。女方是一位純樸、圓潤、可愛的小姐。一拍即合，倆人很快就步上喜宴的紅毯。

寵老婆是最好的聘禮。不久，老婆生了個胖娃娃，老實人很顧家，很疼愛妻子。老婆賢慧，專心家務，帶小孩。一切看起來，幸福美滿。

不知為什麼，老婆自從生產後，漸有憂鬱症，之後越來越嚴重。只好開始吃身心科的藥，越吃越重，終日昏沉。

有時，老婆不肯吃藥，因為她不喜歡那種渾渾噩噩的感覺。可是，只要一停藥，老婆馬上變了個人，煩躁暴怒，摔東西，罵人，歇斯底里的哭鬧。所以，老實人都不敢讓老婆停藥。每當老婆不肯吃藥時，老實人就偷偷的把藥磨成粉狀，放在湯中，或飲料中給老婆喝。

經過命運的折磨，老實人好像被磨得變了樣，開始玩股票，把精神投注在股市中，打發時間，忘卻煩惱。日久，理出股市頭緒，常有小錢進帳，這些是私房錢，不能讓老婆知道。私房錢多了，會不會作怪？

老實人最終熬不過精神的煎熬，從北部來看診。

針灸處理

老實人雖只有52歲，看去卻比60歲還蒼老，人生多風雨啊！提振陽氣，針百會穴。常看股票行情，眼睛痠澀到不行，針睛明、攢竹穴。因久坐，看股市，辦公，肩背痠痛，針風池、曲池穴。

年輕時上山下海，扛背粗重工具，腰痠痛，一直時好時壞，針中渚、陽陵泉、足三里穴。全身疲乏，針合谷、太衝穴。情緒鬱抑，針神庭、印堂穴。

老實人是不定期來看診，老婆狀況良好時，他比較放心出門。有一次，他也帶老婆一起來看診。

老實人平時穿著輕便樸實，有一天，卻一反常態，穿得很體面，我隨口說：「你今天特別帥哦？有喜事嗎？」老實人很興奮的說，他要去約會。哦哦？另找精神出口？

老實人神采飛揚的說，他已交往了26位女友。喔喔！我一聽，嚇一跳！黑矸仔裝豆油，看不出來。也許他的醜，變成他的保護傘。老實的憨厚外表，鬆弛了女孩的防衛心，那種老實楚楚可憐狀，讓女人不知不覺陷入，老實人所精心佈下的網。

老實人有什麼風流本錢？他「等」的能耐很嚇人，可以在小姐下班的公司，或她家門口等上5～6小時的工夫。更不怕碰釘子，釘子功夫了得，可以從追大女兒，不成；再追二女兒，不成；再追小女兒。臉皮厚到吐痰在他臉上，唾面自乾，還可以陪笑。

老實人泡妞三部曲：第一步，請喝咖啡，有的第一步就上床了。第二步，出遊，看電影。第三步，買小禮物，進房間。願者上鉤，沒有强迫性。就這樣很快就到手。

通常上床到手後，就不再見面，好像抽取式衛生紙，用了就丟。對象多為未婚年輕女性，學生，有的甚至已有男朋友，還有已婚婦女，眞是「人不可貌相，海水不可斗量」啊！

我很不解的問：「這樣玩弄感情，你有比較快樂嗎？」他很得意的笑著回答：「很好玩！很刺激！」老實人還把每一個交往的女孩合照給我看。

我提醒他：「腎精耗掉太多，耗的是你自己的老本，會漏光的，晚年時腎精不足，會過得很淒慘的。你糟蹋的是你自己。」

「最重要的是，你這樣欺騙女孩對你的信任，欺負老婆的純樸，其實是在欺騙你自己的靈魂。抬頭望望青天，蒼天可曾饒過誰？有一天，你會得到報應的，血債血還，老天都在記著你的每一筆帳，別高興太早。」

老實人把女孩相片鎖在保險箱，有空就拿出來，回味自己的豐功偉業。演變到後來，在女孩不知情下，竟把床戲錄了下來，說是當年老的時候，可以享受回憶的快樂。

老實人說得眉飛色舞，得意忘形，口沫橫飛，我立即嚴厲回應：「好好的一個你，你是怎樣一步步殺死自己的善良？為什麼把自己搞成變態狂，陷入魔窟中沉淪？趕快煞車，把自己的靈魂找回來，把相片燒毀，把錄影刪除。有一天東窗事發，你要如何面對你老婆、孩子、孫子？」

報應來得很猛，有一天，老實人騎機車，自行撞到電線桿，彈飛出去後，跌落下來，造成嚴重的右髖及大腿骨折，連走路都有問題。當他來診時，還炫耀自己的輝煌戰績，已累計到162位女友，此時老實人已64歲了。

往後餘生，只能用拐杖蹣跚而行，一步懊惱，一步艱苦，走著人生的末路。數年後，老實人去見上帝，懺悔！

燈火闌珊下的女人

清朝詩人王國維曾說，古今之成大事業，大學問者，必經三種境界：第一，「昨夜西風凋碧樹，獨上高樓，望盡天涯路。」（宋・晏殊《蝶戀花》）第二，「衣帶漸寬終不悔，為伊消得人憔悴。」（宋・劉永《蝶戀花》）第三，「衆裡尋他千百度，驀然回首，那人卻在燈火闌珊處。」（宋・辛棄疾《青玉案》）

這也是人生經歷殘酷現實後，三種心境境界。

一位49歲女士，在公家機關，擔任有關公共事務的課員，公務繁忙，認眞勤快，很獲上司的肯定。課員埋頭苦幹，一路猛衝，不知道要中場休息一下。最近一則話題，倒引起了科員的注意，大家議論紛紛。

在法國巴黎，有一位商人，投保險數百萬。當商人接種新冠病毒實驗疫苗劑後，身亡。保險公司拒絕給家屬理賠保險金，家人上告法院。法官裁定，新冠病毒實驗疫苗針劑的副作用，應該公開。法院强調，法國沒有法律義務强制他人接種疫苗，死者自願打疫苗。因此，裁定商人的死亡，基本上是一種自殺。

新冠肺炎疫情，課員戰戰兢兢的去打疫苗。第二天，發燒39度C。疫情期間，發燒可是一件大事，搞得辦公室同仁、家人，內外驚慌。大家驚魂未定，不久，同事看課員走路，像腳不沾地似的，搖擺不穩。課員自己覺得腰以下使不上力。到了晚上，課員竟完全無尿意，自己使勁的尿，卻只尿出2～3滴，還會胸痛，馬上送急診。

醫生隨即收入住院，醫生用針刺課員的左腹部、左腿、左足底，竟然完全沒有任何感覺，也不會痛。住院第4天，經過一番檢查，最後用電腦斷層掃描後，才確定病因。醫生說是因打疫苗，引發急性脊髓炎，病灶從頸椎第三節至胸椎第二節。因打疫苗之故而病，課員聽了，非常無奈，感到很冤枉！

醫生用很大劑量的類固醇治療，8天後出院。出院後，課員每天背腰痛，胸椎緊脹麻束感很厲害，嚴重到不能安臥，日日失眠，很是痛苦，加上公務繁忙，快撐不下去了。

什麼是急性脊髓炎

※又名急性橫貫性脊髓炎，是臨床上最常見的一種脊髓炎。

※是一種自身免疫疾病。

※以青壯年占多數，發病高峰10～19歲，30～39歲。男女無別。秋冬、冬春，節氣交換時易發。以從事農業人口多見。

※病變部位，以胸段為主，其次頸段，腰骶段少見。

急性脊髓炎病從何來

至今病因不明，推測風險因子：

※疫苗接種。

※感染病毒，EB病毒，巨細胞病毒，支原體感染。

※感染流感，麻疹，水痘，風疹，流行性腮腺炎。

※感染後，脊髓液卻未檢驗出病毒抗體。

※推測感染病毒後，誘發各種自身免疫反應。

急性脊髓炎的慘狀

※發病一個月前出現：發燒，呼吸道感染，腹瀉，身體全身不適。

※病變部位神經根痛，患處節段束帶感。

※神經功能障礙，肢體麻木乏力。

※暫時性截癱。有些患者無症狀，直接癱瘓。

※病變以下肢體癱瘓，傳導束性感覺障礙，大小便障礙。

※髓鞘腫脹、充血、變軟，軸索變性。

※血管周圍炎症細胞浸潤，軟脊膜充血、混濁。

※脊髓切面灰白質界線不清，點狀出血。

※脊髓休克：患處以下運動障礙，感覺缺乏，膀胱、直腸括約肌功能障礙。

急性脊髓炎預後

※發病4小時～21天達高峰。

※若無嚴重併發症，3～6個月基本恢復。

※一般保持現狀已屬萬幸，難治癒，後遺症伴終生。

※併發泌尿系統感染，壓瘡，肺感染。

※高頸段脊髓炎，預後差，短期內死於呼吸循環衰竭。

※嚴重脊髓炎，致脊髓細胞神經元破壞，造成不可逆的損傷，以致截癱，感覺異常。

※脊髓因缺血過久，繼發缺血性軟化萎縮，恢復困難，以致造成永久性痙攣

性截癱。

※少數病灶侵犯視神經、大腦白質，再累及脊髓。造成視神經脊髓炎，多發性硬化症，複發性脊髓炎。

※總體反射現象，出現：出汗，豎毛，大小便失禁等症狀，即預後不良。

什麼是自體免疫性疾病

※免疫系統是身體的自衛隊，是一種防禦機制，遇到細菌、病毒、癌細胞等外敵入侵，隨即產生抗體，進行攻擊，殲滅敵人。

※自體免疫疾病，是免疫系統敵我不分，攻擊正常細胞，自己打自己。被稱為慢性癌症。

※病灶可以發生在身體任何部位。

※常見病灶：血管，肌肉，皮膚，關節，結締組織，內分泌腺。

※1900年，才首度被描述的疾病，被列為罕見疾病。

※目前至少有超過120種此類疾病。

※常見疾病：第一型糖尿病，乾燥症，皮肌炎，銀屑病，全身性紅斑性狼瘡，川崎病，甲狀腺病，多發性硬化症，克隆氏症，慢性潰瘍性結腸炎，類風濕性關節炎。

※被健保列為重大傷病，列為國內第三重大疾病。

※女性占75%，比男性高，通常成年期發作。

※台灣每年新增約4000名病例，十年內成長73%。

※治療只能緩解症狀，無法治癒。

針灸處理

免疫系統，多運作在少陰，轉出少陽。免疫系統疾病，先調節免疫系統，使之不要出亂子，針百會、風池、曲池、合谷、三陰交、公孫穴。轉出少陽，針陽陵泉穴。鬆筋，針合谷、太衝、陽陵泉穴。

調少陰腎類皮質激素樣作用，針湧泉穴。補充脊髓內氣血，針足三里、三陰交穴。脊髓胸段發炎痠痛，針華陀夾脊、天宗、陽陵泉、後溪穴。腰常痠痛，針中渚、腰俞、委中、承山穴。

課員心有餘悸，不安，針百會、合谷、太衝、印堂穴。常胸悶痛，針內關、公孫、心俞穴。試解疫苗之不良副作用，針合谷、血海、三陰交、築賓穴。前14天，課員每天針灸，之後，一周針2次，另服水煎劑。

課員住在南部，從上班地點到診所，要花1小時車程。從診所到家，也要花1小時車程，課員幾乎沒有家庭時間、休息時間。針灸10天後，大抵精神狀況良好，腰背的痠痛，可撐到下午才發作。我請課員一周針2次即可。

課員面露惶恐的眼神說，她不敢停止針灸，只要有針灸的當天，她就可以安臥，否則，每天都被胸椎的束麻感，折騰到無法成眠。

過度治療是不必要的，我分析：「妳一下班就來針灸，再回到家幾乎是晚上

9點了，妳沒有親情時間、夫妻時間，也沒有自己的時間。匆匆吃過飯，洗澡，打理一下，就準備睡覺。第二天一大早，就要出門上班，又開始繁忙的一天。這樣太累了，天倫之樂和休息，都是特效藥。」

課員還是連4天都來針灸，不敢間斷。於是，我介紹她到住家附近的診所去針灸，減少舟車勞頓。但課員去一次，就不肯再去了，堅持要每天給我針灸，才有安全感。

自體免疫疾病，和個性有很大的關係。我說：「妳才是自己的特效藥，妳才是自己最好的醫生。」課員聽了，滿頭霧水。

要行動就要心動，我動了一下腦，說：「妳完美主義，斤斤計較，謹小慎微，雞毛蒜皮事，就可以大發雷霆。生活就是雞毛加蒜皮。妳的免疫系統，常處在作戰狀態。人在緊張、勞累的時候，身體容易失衡，不是腹瀉，就是便秘，不是走錯路，就是拿錯東西……等等。

免疫系統也是這樣，太勞碌，疲於奔命，也會出岔錯，過度反應，例如為了殺死一隻小螞蟻，卻派出坦克車來，自己耗損掉大量的精力。」

課員聽得一愣一愣的，問：「那要怎麼辦？」

我拍拍課員肩膀說：「凡事隨緣就好，生活簡單就行。孩子健康快樂就好，不要為了成績，鞭策孩子。先生有回來就好，不要稍微晚一點回來，就生氣。有工作就好，不要因為沒升遷，就生悶氣。在意太多，感情易敏感。」

課員尷尬的笑著說：「醫生，我的狀況，你怎麼都知道？」

我加强的說：「免疫系統是隨主人的場而運作，當妳的身心處於平衡平淡狀態下，它就不會動不動就使性子，大耍脾氣，讓身體其他器官掃到颱風尾。心安了，就安了免疫系統，就安了身體的健康。」

人的背後都是命，把命修好了，好運自來。

命的背後都是道，有顆善良心，就是正道。

自從課員改變心態後，終於臉上露出久違的笑容，背髓的束麻感減輕很多，最高興的是她先生，重享溫柔鄉。一個月後，課員感覺已近痊癒，疫情再度嚴重，先生擔心，於是停止治療。
衆裡尋醫千百度，驀然回首，健康就在心的燈火闌珊處。

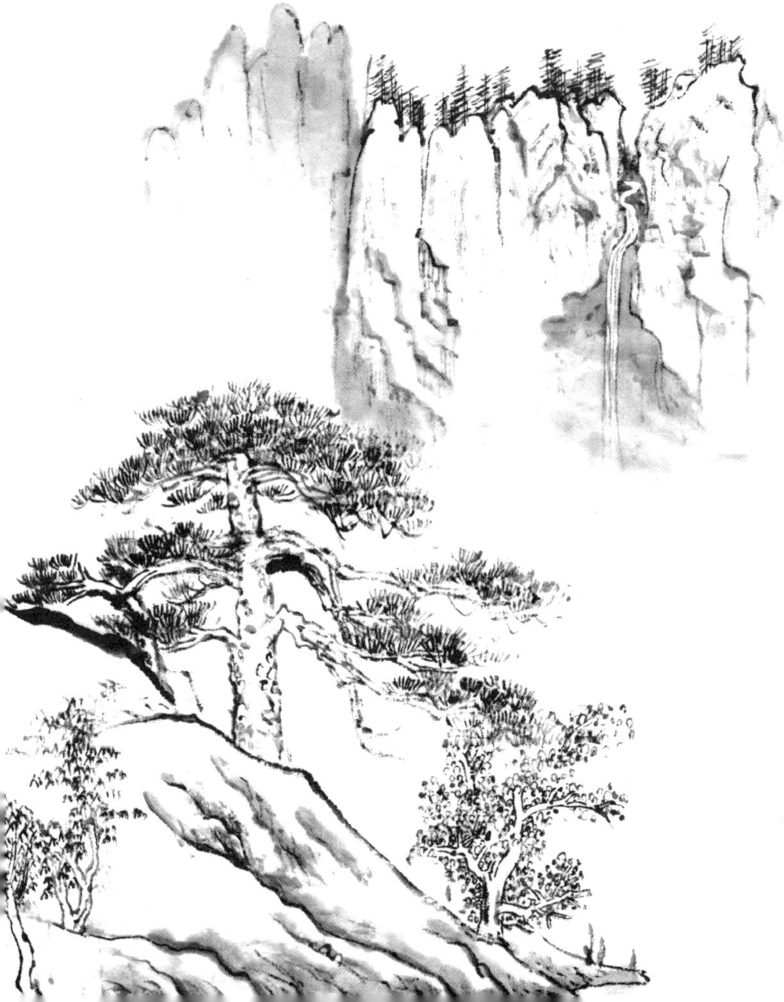

高樹多悲風

現代人營養不成問題，長高卻成問題。身高已不是小孩問題，而是大人問題，是父母期望値，面子値，望子成龍，望女成鳳。

一位嬌小的女孩，爸媽帶來看診，沒有一點小孩子的天眞活潑氣息。電腦上顯示女孩已13歲了，身高卻只有138公分，體重37公斤。小她3歲的妹妹，身高已151公分。

女孩愁眉上，掛著沉重眼鏡，近視加散光，看不清生命的遠景。該是無憂無愁的童年，卻失眠多年。女孩承載者父母的期盼，壓得喘不過氣來。

我問診時，女孩很少回答，怯怯懦懦，只有不安，迷惘的眼神。媽媽在旁焦急的述說，女兒為了長高，打了生長激素。為了怕月經來，會影響長高，也打了抑制月經，讓月經遲來的藥，連打三年了，身高連1公分也沒長。怎麼會這樣？

人財兩失，眞沮喪！

媽媽身高153公分，爸爸身高175公分，看起來，不像是遺傳性的矮子，女孩為什麼會長不高？

個子矮小的原因

※腦下垂體低下：性腺荷爾蒙缺乏，生長荷爾蒙缺乏。

※缺乏生長激素，身高與基因有關。

※普瑞德威利氏症：特定基因功能喪失，發育遲緩，手腳短小，身高矮小。

※透納氏症：先天性染色體缺乏，X染色體異常，女性性徵無法發育，生長發育低下，身材矮小。

※SHOX基因缺陷症：即矮小基因缺失症，身材矮小，四肢不成比例。

※努南氏症候群：身體各部發育不正常。

※營養不良，或營養不均衡，偏食，喜冰品冷飲。

※乳糜瀉：無法消化麩質，誘發免疫失調，腸絨毛損傷腸漏。

※克隆氏症：腹痛，腹瀉，腸道狹窄，潰瘍性結腸炎。

長高時機

※1～9歲：長高基礎期。

※10～16歲：長高突增期。

※17～25歲：長高最後期，女性做月子後，有些人長了一點身高。

※遺傳身高計算公式：

（父親身高＋母親身高）除以2，男生再加6公分，女生再減6公分。

※一旦發育，女生平均最多長20～25公分。

男生平均最多長25～30公分。

※男孩變聲後，最多長5～7.5公分。

※生長板閉合，約16～18歲。

女生初經後2年。女生骨齡14歲。
男生變聲後3年。男生骨齡16歲。
※學齡期，從6～7歲就讀國小，至12～14歲進入青春期為止，一年未長高5公分，需就醫。
※2020年，英國帝國理工學院研究報告，台灣男生青少年，平均身高174.5公分，占全球193個國家，名列第57。第一名荷蘭，平均身高182.6公分。

認識生長激素

※由腦下垂體前葉製造，是人體必需的荷爾蒙。
※終生都在分泌，青春期濃度達高峰。分泌濃度，約7年，減一半量。到55歲，分泌濃度只有青春期1/6量。
※由190個氨基酸所組成。作用在骨骼、肌肉、脂肪。

生長激素功能

※提供組織生長能量。

※有助蛋白質、脂肪分解。

※有助進行正常代謝。

※降低總脂肪量，尤其是腹部脂肪。減肥。

※抗老化。

※提高運動耐力。

※提高大肌肉爆發力。

※增加肌肉量、骨骼量。

※長高，每周注射6～7次，注射4年，比預期可增加3～7公分。

生長激素分泌不足後遺症

※小兒身材矮小。

※易疲倦，肌肉量少。
※骨質疏鬆，骨質密度下降，骨量減少，骨骼單薄脆弱，身高變矮。
※心血管疾病，高血壓性心臟病，冠狀動脈症候群。
※內臟脂肪多，中廣型肥胖。
※代謝症候群，增加糖尿病、高血壓、高血脂、心臟病、腦中風等風險，變成慢性病。

生長激素分泌過多後遺症

※骨頭增厚不長高。
※骨骼過度生長，特別是手、腳、臉骨部位。
※快速成長，成巨人症。
※肢端肥大症。
※皮膚變粗糙、變硬，多毛。

※血壓升高，心臟疾病。

注射生長激素風險

※暫時性腦壓升高。
※提高假性腦瘤危險性。
※血壓升高，中風。
※嚴重頭痛。
※未缺少生長激素而注射者，會增加呼吸系統疾病、糖尿病、癌症等風險。
※刺激動脈粥樣硬化，心臟病。
※男女乳房組織變大。
※暫時性周邊水腫。
※嚴重打鼾。
※手臂、腿部腫脹。腕隧道症候群。

※關節肌肉痛，髖關節脫位。
※肌肉、骨骼感覺異常。
※痣變大，皮膚色素沉著。
※注射部位，局部脂肪萎縮。
※降低對胰島素的敏感性。糖尿病。
※影響組織對葡萄糖的吸收，發生高血糖。
※注射者，一半有效，一半效差，甚至無效。

注射生長激素禁區

※患有腫瘤，癌症。
※嚴重呼吸衰竭病。
※各種嚴重疾病。
※多處受傷。

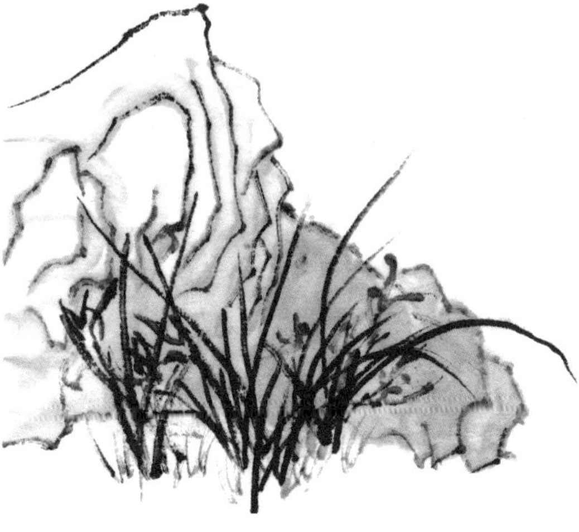

※孕婦。

※唐氏症候群。

※患糖尿病，尤有併發症者。

※注射一年無效，停止注射。

長高注射生長激素時機

※生長板閉合前，9～10歲前。

※最晚：男生骨齡12歲前，女生骨齡10歲前。

※生長激素數值，低於標準10ng/ml。

※生長曲線低於第3百分位。

※一年生長速率小於4公分。

※骨齡比年齡遲緩，至少2個標準誤差。

※女生骨齡14歲後，男生骨齡16歲後，效果差。

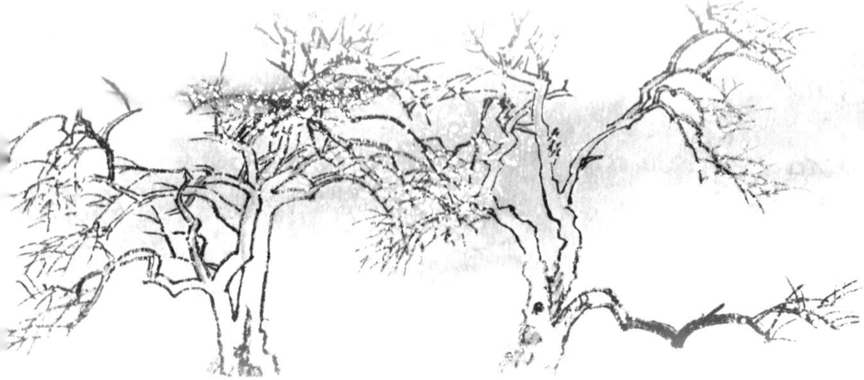

※專家估計，60%～80%身高低於同齡兒童，不存在生長激素缺乏現象。
※每月費用3000～15000元，需注射2～5年。費用1～2百萬，健保不給付。
※注射生長激素非萬能，是不自然方式。須配合運動、飲食、睡眠、情緒。

誰在控管青春期（性腺軸線）

※下視丘，分泌性釋素（GnRH）。
※腦下垂體，接受性釋素，發出青春期訊號（LH），分泌性腺促素。
※卵巢，接受青春期訊號，製造雌激素，促胸部發育，促骨齡成熟。
※睪丸，接受青春期訊號，製造雄激素、睪丸酮，發育第二性徵。

誰是性早熟

※《黃帝內經》：「女子二七而天癸至。」即14歲來月經。現代不少小女生9～10歲就來月經，提早成熟4～5年。

※女生青春期8～12歲。平均10.5歲。平均初次月經12.5歲。

※男生青春期10～12歲。平均10.5歲。

※女生8歲前，出現第二性徵：乳房發育，長陰毛，長腋毛，月經來潮，突然快速長高。

※男生9歲前，出現第二性徵：睪丸突增，陰囊發育色素沉著，陰莖變長變粗，長陰毛，長腋毛，長鬍鬚，長喉結，變聲，長痤瘡，乳腺組織發育，初次遺精，突然快速長高。

※骨齡提早超過年齡2歲。

※發育提早一年，至少損失7公分身高。

※兒童期即進入生長高峰。甚至9～10歲，即停止生長。

※2004年丹麥，馬汀・艾格倫（Martin Ahlgren）研究發現：兒童時期快速長高，可能和乳癌相關。

※2008年美國，瑪麗・勒伯（Mari S. Golub）等人，研究發現：兒童第二性徵提

早發育，可能和代謝症候群、乳癌、睪丸癌、前列腺癌相關。

認識抑制性荷爾蒙藥

※是一種性釋素類似物，又稱性早熟抑制劑。
※是一種蛋白質結構，能抑制青春發育，中樞性性早熟。
※在血液中，數分鐘，即被代謝掉。
※用以延遲骨骼板閉合，延長長高時間。
※女性骨齡小於11歲，打2年，可長高5公分左右。
※短效型劑，每一個月打一次。長效型劑，每三個月打一次。打一針3000～4000元。
※停藥後半年至2年，女生來月經。
※使用藥物後，如果女生月經照常者，效果差。
※研究顯示，性早熟抑制劑，與長高沒有直接關係。不是長高藥，只是避免變矮藥。

注射抑制性荷爾蒙藥的風險

※頭痛，情緒不穩，暫時性體重增加。

※類更年期症狀：潮熱，煩躁，頭痛。

※卵巢暫時休眠，停止製造雌激素。多囊性卵巢。

※乳房、睪丸發育暫停。

※股骨頭生長板滑脫，腹股溝痛，大腿痛，膝蓋痛。

※長高速度變慢，一年長4～6公分。

※起皮疹，瘙癢。

※過敏性休克，輕者皮膚紅疹發癢，重者呼吸困難，甚至意識喪失。

※注射藥2周至一個月，女生出現假性月經。

※注射部位紅腫，5%產生「無菌膿腫」反應。

針灸處理

女孩失眠，影響生長激素分泌，針百會、神庭穴。因為個子矮，被父母强化，變得自卑，沒自信，沒安全感，腎氣不足之象，腎為作强之官，針湧泉穴。近視加散光，會耗掉長高所需要的腎精，補肝血、腎水，針三陰交、睛明、攢竹、太陽穴。

女孩半生半熟，要熟不熟，要開不開，面色恍白，要健脾，補氣血，為長高鋪墊基礎，針三陰交、足三里穴。促進刺激雌激素、雄激素以長骨，健骨，針三陰交、湧泉穴。

長高，須伸筋、壯骨，針陽陵泉、絕骨穴（髓會絕骨穴）。拉拔身高，頂天，針百會穴；立地，針湧泉穴。所有該針的穴，有些可商量餘地，可不針或減少針，但百會、湧泉此二穴必針。女孩課業繁重，一周針灸1次，另服水煎劑。

特別囑咐

※長頭髮，很耗腎精，先剪短髮，等身高高度夠了，再留長髮。

※少吃甜食，防抑制生長激素，防往橫向發展。

※少吃油炸食物，易胖，易性早熟。

※勿吃冰品冷飲，影響循環。

※晚上10～2點分泌生長激素最高峰，次高峰是早上5～7點。

※儘量9點前就寢。每天睡滿9小時，熟睡效果好。

※睡前勿吃東西，吃飽就睡，血糖上升，防礙生長激素分泌。

※多做跳躍運動，跳繩，打籃球，刺激生長板。

※勿做重量訓練。

※清晨7～9點，傍晚4～5點的太陽，直接曬5～10分鐘，勿隔玻璃窗曬太陽。尤其要曬腳踝、背部，可吸收較多的維他命D。

※按摩或敲頭頂百會穴，腳心湧泉穴，同時按摩，每次36下，或各按摩36下。

※心態、心情很重要，壓力會影響激素分泌，盡力就好。

女孩每次來針灸，都低著頭，不會打招呼，靜靜的，沒有問話，不會主動開口。有問話，她回答不會超過3個字。針湧泉穴那麼痛，不喊痛，面無表情。針灸完也不會說謝謝。回家後還要補習，身心俱疲。

針灸7次，女孩好不容易終於長高1.2公分，女孩沒有一點表情，沒有半點高興的樣子，終於在班上，身高贏過2個人，已不會失眠了。但仍是一副楚楚可憐狀，青春荷爾蒙離家出走了，怎麼會這樣？

針灸4個月來，從沒見過女孩笑容，我告訴女孩，嬌小也有嬌小的可愛，要多欣賞上帝給的創作，每個人都是世界上獨一無二的珍品。之後，因新冠肺炎疫情嚴重，父母害怕，女孩就停止治療。

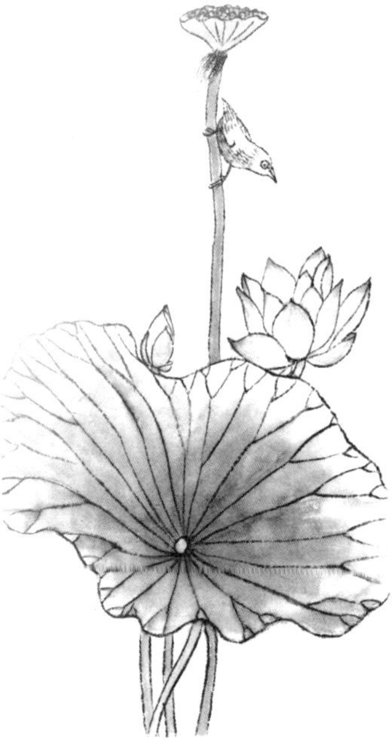

指日可待

五個手指中，哪指是老大？能首屈一指，一豎指就是，讚！

一位24歲年輕人，是家中獨生子，父母疼愛有加，照顧周到，唯恐不及。父母很想兒子，成材，卻捨不得兒子，風吹雨打。爸媽很想兒子，成鋼，卻捨不得兒子，磨鐵淬煉。

年輕人剛從學校畢業，滿腔熱血，為前程奮鬥，進入職場。他憨厚樸實的外表，很快就通過面試。那是一家廣告作業工廠，需用釘子鑽孔洞。

理想很豐滿，現實很骨感。職場路狹，智者勝，伶俐者優。從來沒有天生英雄，只有一次又一次的磨鍊。

年輕人很聰明，很快就進入狀況，加入生產線。由於勤快，老實，很得老闆賞識。有一天，不知怎的，年輕人一時疏忽，恍神，穿孔機穿過年輕人的大拇指，把大拇指指甲底整個切斷，鮮血如注，急送醫院做手術。醫生說，大拇指的神經已被切斷，不可能修護，指甲不會再長。媽媽聽到醫生的宣判，慈淚滿襟，心急如焚，心痛如割！

沒有人能包容你，所有的缺點，只有媽媽能。沒有人願意為你，所有的錯誤買單，只有媽媽願意。世界上，唯一能與你分享心跳的，只有母親。母親，是人一輩子也無法瞭解的神話。

媽媽見兒子大拇指的傷勢，已一個月了，依然紅腫，無指感，無指力，很著急，來電詢問：「中醫可以修復手指神經嗎？」我告訴媽媽：「黃金時間很重要，兒子已錯過黃金時間，但他年輕，應該還有治療空間。」次日，媽媽即帶兒子從北部來看診。

大拇指威風

※大拇指只有二個指節。如果一節，抓物不便。如果三節，抓物無力。

※大拇指結構，是進化的結果，高度演化，能作握拳，提高手部功能。

※大拇指有發達的大魚際肌肉，與其他四指對掌活動，大拇指占手部功能50%。

※大拇指的肌肉，是其他手指的三、四倍，可完成捏、握動作。

※大拇指末節橈側，距指甲角1寸，有少商穴，具清肺止痛，解表退熱之功。用力按壓穴位，可治打嗝。

※指尖佈滿血管、神經。多按摩，或用力伸張，可改善手腳冰冷。

※指尖有動靜脈吻合，為動脈血流入靜脈的轉折點，按摩指尖，有助血液循環，穩定血壓。

※控制手部手指活動，在大腦相關領域高達1/3，多按摩，可提升記憶，讓大腦更年輕。

豎大拇指放諸四海不準

※一般豎大拇哥，翹大拇指表示：順利，讚，出色，高，妙，頂呱呱。

※在歐美，表示搭便車。

※在德國，表示數字1。

※在日本，表示數字5、男性。在手語中表示長輩。

※在尼日利亞，表示侮辱。

※在澳大利亞，表示罵人。

※在阿富汗、伊朗、義大利、西班牙、希臘、巴西、委內瑞拉，表示：粗話侮辱，去你的，混蛋，性侮辱。

※在中東國家，表示最嚴重的辱罵。

※大拇指向下，一般表示：弱，不行，惡劣，侮辱。在遠古時代，表示開殺。在英、美國，表示極度反對。

針灸處理

年輕人的大拇指頭仍然紅腫，局部暗黑色，創面不整齊。傷口色暗，除血瘀外，指尖端血液循環不良，若久暗黑不退，局部可能壞死，恐有截指之虞。去瘀，針血海、三陰交穴。

加強指部循環，患處末節底，用0.5寸針，針2針，先預告年輕人會很痛，年輕人傻眼了，說大拇指原本就在痛了。請他稍張口，我按住年輕人另一手的合谷穴鎮靜，快速進針。針後，年輕人眼睛睜得很大，說：「果然，眞的很痛！」媽媽在旁，心疼得掉下眼淚。

傷口周圍紅腫，仍處發炎狀態，解毒退火，防風邪入侵，造成傷勢遷延不愈，針風池、曲池、外關、合谷穴。

大拇指有大魚際肌，正中神經支配，而正中神經通過手腕，穿過由腕骨和橫腕韌帶圍繞構成的腕隧道，要修復神經傳導，手的麻刺感，針大陵、魚際穴。本應加少商穴，但該穴已被機械切掉。加強指揮總中樞，針百會穴。

長肌肉，健脾，針三陰交、足三里穴。長筋，健骨，針陽陵泉穴。助筋伸展，長指甲，針太衝、合谷穴。

特別囑咐

※傷口未癒合前，勿食發物、牛奶、帶殼海鮮、芒果、南瓜、竹筍、芋頭、花生。

※嚴禁冰品涼飲，以免影響肌肉神經的生長。

※生長因子都在，晚上11點到凌晨3點最旺，要長大拇指的肌肉和神經，一定要11點以前入睡。

※兩個大拇指，內在生理分子基礎相似，可互通聲息，有如量子糾纏。以健側大拇指指尖，分5個點，用指甲掐按，用意念將生物訊息，全息律，傳給患側大拇指，一天做3次。

※自行做復健，揉按患指兩側，關節環繞一圈，及魚際、大陵、曲池穴。

※重要的信念：被截肢後，經絡還存在，與身體聯絡著。經絡在另外空間，

還存在能量場，所以可以治療患肢痛。人體有自我平衡，自我療癒的系統。

※念力、善念很重要，能傳達信息，是一種粒子運動。常向患側大拇指說：「對不起，讓你受苦了，加油！」向健側大拇指說：「謝謝，請多幫忙修復難兄難弟的手指。」年輕人聽了覺得好笑，還好，他願意照做。

※傷口外擦特製中藥膏，可生肌，活血，斂瘡。傷口、魚際、手心，常噴天羅水，消炎消腫。沒有外出時，傷口不要包紮封死。

處方用藥

用科學中藥，黃耆五物湯，只有5味藥，用以加強末梢血液循環，改善肌肉麻木，手指無力。

黃耆，補氣，固表，氣行血行，托毒，排膿，斂瘡生肌。促進白細胞釋放。

桂枝，通經，活血，和營，祛風除痹。

白芍，養血斂陰，助桂枝活血通絡止痛，祛風而不燥。

生薑，祛風寒，含揮發油。

大棗，補中益氣，養血安神。與生薑共益脾陽，助氣血生化。

加雞血藤，木質部會流出鮮紅汁液，能活血，活絡，舒筋，增加白細胞，抗菌消炎，祛風除濕。若用煎劑，藥渣再煮，或用科學中藥加熱水，泡患指10分鐘。另服强筋水煎劑。

醫生交代的事，媽媽都盯著兒子照做。針第2次，傷口紅腫消退一半。針第3次，竟看到指甲，從甲底如春筍冒出芽，讓母子驚訝，異常興奮。針第8次，已切斷的指尖，竟慢慢長出新肉。

春節休診，三周後，針第10次，大拇指的新肉指甲，已長到原指的2/3長，眞是不可思議，年輕人的生發力，果然驚人。大拇指的復原，呼之欲出，指日可待，讓眉頭緊皺的媽媽，終於放下心來。

針灸四個月，新生的大拇指，指色稍暗，指甲很粗厚、粗糙又硬，靈活度還不夠，但已可以指手畫腳，正常工作。之後，隨著指甲成長，剪去全部新生的粗指甲，最終長出漂亮的大拇指，可以豎起來比讚了。

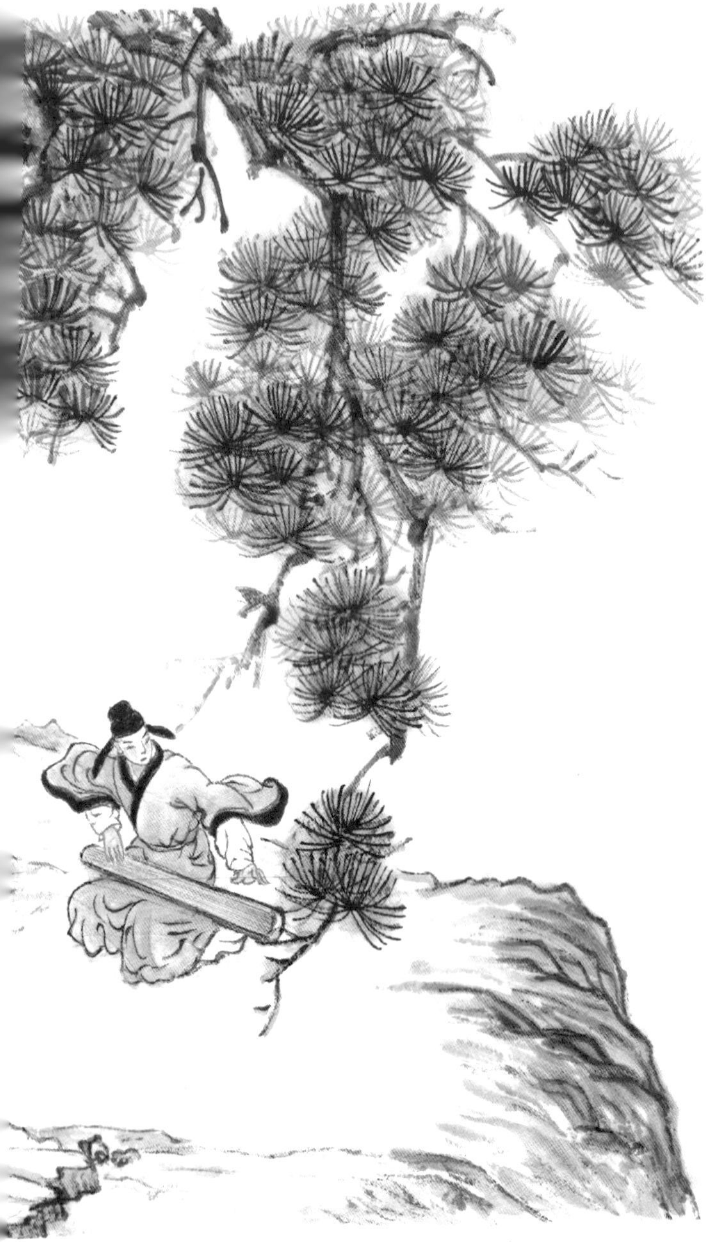

死穴殺傷力

在武俠片中，過招點穴，點到要害，瞬間叫人動彈不得，或七竅流血，神識不清，昏厥，廢人武功，甚至死亡。眞有這樣的事嗎？

在武術中的擒拿術，其中一技，運用刺激經絡穴位，攻擊要害，甚至足以令對方命危致死。武林中，有尸解大法，即用針刺耳後穴位，造成假死，幾個時辰後，自動甦醒。飛鏢刺中太陽、印堂、膻中穴易亡。

少林四大神功之一，金鐘罩，鐵布衫，刀劍難損，有6個穴可破罩，其中肚臍神闕穴、命門穴即是。少林絕技之一，飛針，隔著窗戶，從外飛針刺入印堂、風池穴，即可斃命，因太凶險，後被達摩祖師禁練。

※※※

清朝奇案，一位青壯農民，妻貌美。夫因腰傷，常請高明郎中到家針灸，卻久治不效，整日呻吟。郎中垂涎其妻之美已久，未收診費，還常送禮物。日久，芳心動，兩人發生姦情。

有一天，農民痛苦喊叫後暴斃，鄰居都知農民體弱多病，不以為異，以為久病而亡。埋葬後，不久，郎中與其妻雙宿雙棲，5歲兒子交由大伯撫養。二年後，兒子告訴大伯，父亡當晚經過，大伯覺事有蹊蹺，寫狀告到衙門。

仵作、差役開棺驗屍，屍已腐爛。最終發現死者頭頂囟門骨突出，囟門穴上有瘀血暈傷痕，且牙根有些瘀狀。縣令即確定，下體或腹部有傷，因劇痛憋氣上沖腦門所致瘀傷。

縣令傳喚郎中，他才俯首認罪，說出當晚倆人將農民强按壓在炕上，郎中用銀針，連扎三針，强刺其肚臍上一寸水分穴後，夫身亡。案情大白，郎中美婦皆被判斬首。

※ ※ ※

北宋奇案，韓知府家中，管家和二夫人通姦，合謀將大人用毒，將銀針刺入知府大人後頸部致亡，被丫鬟看見。管家使計，將丫鬟許配給，江湖八大門派之首的驚門派弟子陳君，囑其先姦，讓生米煮成熟飯。

丫鬟不從，呼救，陳君怕東窗事發，用瘂門手法，將銀針刺入丫鬟後頸部穴中（疑是啞門穴，禁深刺，點中，衝擊延髓中心，倒地不省人事。）令血脈賁張而亡。

※ ※ ※

明朝無原告案，巡撫大人視察，適值中秋，地方官員酒樓設宴，席間，聞一女嚎哭，差人察情。回報，該女因夫酒醉倒地身亡。

次日，大人即差人，去抓該哭女，以聞她哭聲有異，聲不哀而懼。

巡撫大人責問哭女，何以殺夫？並遣人開棺驗屍，全身無傷，銀針試無毒。

巡撫大人親察，頭髮掀開，頭頂心（百會穴）有一鐵釘，深入骨髓，取出有半尺長。哭女才認罪殺夫，因夫酒鬼，每醉，藤條猛抽，不堪其苦而殺夫。

人體到底有多少穴位?道家說,每一個竅都是穴位。一般所說的十二正經,一個穴位只有一個名字的單穴,有52個。一個穴名,有2個穴位的雙穴,有309個。經外奇穴有50個,共702個穴位。要害穴有108個,其中有72個穴位,不致於致命,有36個穴位會致命,俗稱死穴。

死穴分布

頭部:百會、神庭、太陽、睛明、人中、人迎、耳門、啞門、風池穴。

胸腹部:膺窗、乳中、乳根、期門、章門、商曲、膻中、鳩尾、巨闕、神闕、氣海、關元、中極、曲骨穴。

背部:肩井、肺俞、厥陰俞、心俞、腎俞、命門、志室、氣海俞、長強穴。

手部:太淵穴。

足部:足三里、三陰交、湧泉穴。

死穴危機四伏

人中、睛明穴：點中後，頭昏眼花，倒地。
風池、啞門穴：失啞，頭暈，昏倒，不省人事。
人迎穴：氣滯血瘀，頭暈。
太陽、耳門穴：耳鳴，頭暈，倒地。
膻中穴：心慌意亂，神志不清。
巨闕、鳩尾穴：衝擊震動波及肝、膽、心臟，血滯而亡。
膺窗、乳根、厥陰俞穴：震動心臟，停止供血，休克，易亡。
肩井穴：半身麻木，武術家在搏鬥中，喜愛襲擊此穴。
章門穴：擊中，十人九人亡。
三陰交、足三里穴：下肢麻木，不靈活。
湧泉穴：傷丹田氣，破輕功。
命門、腎俞穴：易截癱。

死穴的後座力如此大，但用在針灸上，應用得宜，又可化干戈為力量，治病療效特別好，也比較快。

※ ※ ※

一位65歲董事長，患視神經萎縮，給教學醫院針灸科主任醫師針灸，用體針、雷射針、電針、頭皮針治療。平日吃大量健康食品、維他命。多年雙目漸失明，只能澂弱見黑影。

董事長每天工作，從早上7點到晚上9點，全年無休。員工向他報告業務，他口頭指導，還親自訓練員工。生活起居，處處要董娘牽著。

我請他要運動，曬太陽。他立即回答，沒時間。我說前10天要每天針灸，他馬上回答，很忙，做不到，說公司沒有他不行。他的死穴名：自視甚高。

※ ※ ※

一位53歲的女士，風姿綽約，舉止嫻雅，山眉水眼，談吐如流。她被頸項痠緊，失眠，腰痠背痛所苦。初診病歷職業欄上，她填寫家管。看了看她的手，我推測女士應該是，類似經理或執行長的職位。病痛與職業有關，同樣的病灶，背後的起因不同，治法也不同。

我連問女士3次：「妳的職業是什麼？」她連答3次，都是家庭主婦。我說：「小姐，妳對醫生不信任，說謊，叫我怎麼幫妳治病，妳一定不是家管，妳很少做家事。」女士才承認自己開了一家小公司，擔任經理職務。她的死穴名：戒備森嚴。

※ ※ ※

一位46歲男士，因車禍事故，互相提告。經過半年，庭外和解，達成協議，對方需理賠14萬，但遲遲未付。這位男士氣得要命，茶飯不思，夜不得眠。

我安慰他：「對方欠你的14萬，絕對跑不掉。這輩子沒還，下輩子也會還，老天都記著帳。但你因此事，你的恨，所造成的精神折磨和健康，損傷超過一千萬。他有還你錢，你就賺到錢。他沒還你錢，可能家境有困難，你就賺到功德。放過他，也等於放過你自己。」男士聽後不苟同，一怒之下，不再來診。他的死穴名：憤不顧身。

※※※

一位36歲女士，臉色蒼白，全身倦怠乏力，已一歲半的小孩，還不肯斷奶，媽媽使用各種方法，有時在乳頭上塗黃連粉，想讓孩子斷奶，可是只要小孩一哭，就破功。媽媽來診，想要針灸吃藥退奶，我告訴媽媽，一歲的小孩可以溝通了，要和小孩講道理，動之以情。

不論小孩哭得多淒慘，都不要再餵母乳，堅持幾次會過去的。可是，小孩一哭就2小時，眼巴巴的，做媽媽的心軟，又投降了。女士已再懷孕，我慎重的警告，再這樣下去，有3個人會受害：小孩的人格，母親的健康，胎兒的成長。她的死穴名：望眼欲穿。

※※※

一位71歲老媽，得肺癌，經過手術後，已面色慘白，身體虛弱，神光黯淡，全身無力。醫生說要接著做化療。老媽來診，哭喪著臉，說她不想做化療，不想在化療的痛苦中往生，她很想活。

老媽知道自己現在太虛弱了，做化療會喪命。可是兒子堅持，要叫老媽一定要做化療，用罵的，用吼的，尖酸刻薄的轟炸。老媽怕兒子，已怕到一整個禮拜，無法入眠，在兒子和化療中痛苦煎熬掙扎。她的死穴名：不敢做自己。

※　※　※

一位56歲男士，得糖尿病30年，找過很多醫生治療，療效不彰。有一次，他說他正在斷食。我勸他，像他糖化血色素值高達13，不適合斷食，他馬上反駁斥責：「我研究糖尿病飲食，比妳透澈，不必說那些論點。」

當他要發表高論時，不許我插嘴打斷。即使其他病人候診已許久，我示意他暫停，他毫不理會，直到他把話說完，才肯罷休。不論我建議或糾正他不恰當的想法，他的尚方寶劍——「我比你懂得多」，立刻揮劍斬過來。他的死穴名：夜郎自大。

※　※　※

一位69歲男士，患肝硬化，有4位死黨，結拜成兄弟。有一次，和其中一位兄弟口角後，從此懷恨那位兄弟。當此兄弟往生時，男士按禮俗，去拈香送終，但卻對往生者說：「我還是無法原諒你。」

他自己已由肝硬化演成肝癌，只剩三個月生命，他還是對我說，他死也不會原諒那位兄弟。他的死穴名：至死不渝。

※※※

一位45歲男士，患胃病，幾年來，看了很多醫生，都看不好。他說他不吃豬肉，我問他：「你是回教徒嗎？」他說不是，是因為有一次飯後，量血糖值105，並不高，但他怕得糖尿病，從此不再吃豬肉，而他並沒有糖尿病。

豬的組織細胞和人很接近，常被利用作為組織療法。當天晚上，他只吃飯和豬肉，他沒懷疑是飯吃太多，卻質疑是吃豬肉。

他說我開的藥中，有一味茯苓藥，會傷他的脾臟。茯苓本是健脾藥，那個處方中有20味藥，處方講配伍，有君臣佐使之意。難怪他的病不會好，他的死穴名：故步自封。

※※※

一對夫妻，皆任公職。妻精明能幹，夫老實巴交，跟小姐講話就臉紅。妻每日盤查夫之行蹤、電話、手機。搜查先生所穿衣服，所帶皮包、公事包。有一天，先生因膝蓋痛來診，次日即接到老婆電話，如法官嚴厲問審，鉅細靡遺。實在不敢領教！先生複診時，我告知上情。請他多關心老婆，否則妒火漫天燃燒，會燒到她自己，成妒乳，易乳癌。

當夫妻結婚20週年紀念日，醫生送來禮物：老婆得乳癌。她的死穴名：自心生魔。

※※※

一位56歲男士，擔任機械設計師，眼力長年使用過度。有一天，右眼內出血，視物模糊，臉色蒼白，工作照做。每次來診，都千斤眉苦瓜臉，拖著疲憊的腳步，滿臉倦容。我問他眼睛已受傷，怎不休息養病？他回答，老婆很兇，不做就罵得狗血噴頭，常芝麻小事引發河東獅吼，水漫金山，為了家忍了20幾年。

眼睛手術前，身體檢查。手術後，檢查結果是，肝長惡性腫瘤8公分，已轉移到淋巴，無法開刀，直接做化療。夫妻倆來找我幫忙，眼睛還蒙著紗布的設計師，說完病情，竟哈哈大笑，好像他終於可以解脫了。而老婆第一次，語氣溫和，沒有臭臉，請醫生幫忙渡過難關。老婆的死穴名：不見棺材不掉淚。

人生自古誰無死？踏破生死關何在？每個人都有屬於自己的死穴，甚至有好幾個死穴，死中還活，活中還死，自相殘鬥過一生！

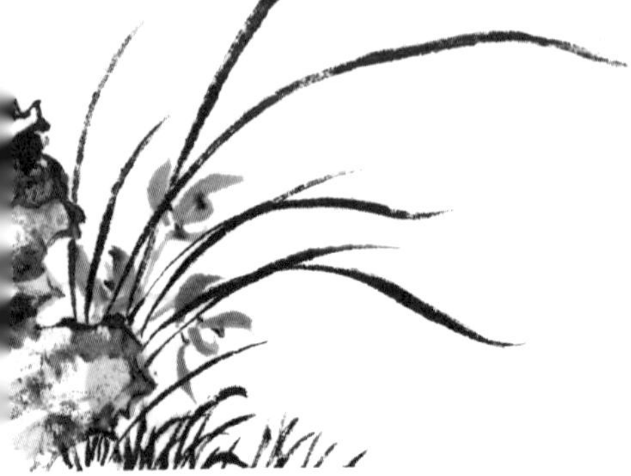

國家圖書館出版品預行編目 (CIP) 資料

九九歸真 : 上善若水 / 溫嬪容著 .
--[臺北市] : 博大國際文化有限公司 , 2023.01
328 面 ; 14.8 x 21 公分
ISBN 978-986-97774-7-6 (平裝)
1.CST: 中醫　2.CST: 病例

413.8　　111021803

九九歸真——上善若水

作者：溫嬪容醫師
編輯：鍾朵仁
美術編輯：吳姿瑤
封面設計：林彩綺
內頁插圖：古瑞珍
出版：博大國際文化有限公司
電話：886-2-2769-0599
網址：http://www.broadpressinc.com
台灣經銷商：采舍國際通路
地址：新北市中和區中山路 2 段 366 巷 10 號 3 樓
電話：886-2-82458786
傳真：886-2-82458718
華文網網路書店：http://www.book4u.com.tw
新絲路網路書店：http://www.silkbook.com
規格：14.8cm × 21cm
國際書號：ISBN 978-986-97774-7-6 (平裝)
定價：新台幣 370 元
出版日期：2023 年 1 月